Orzech

Longevity

Ernährung

AF834495

Dieses Buch ist
allen Frauen 50 plus gewidmet,
die bewusst Verantwortung
für ihre Gesundheit übernehmen –
heute und für immer.

Petra Orzech

Longevity Ernährung

Dein Neustart
nach den Wechseljahren:
Krankheiten vorbeugen
und lange jung bleiben.

Gesunde Rezepte und
praktische Anleitungen
für den Einstieg

Selfcheck

Petras Lifehacks

Rezeptbaukasten

Auf den Longevity-

Dieses Buch soll dir Mut machen. Mut, dem nachzugehen, was du vielleicht schon lange in dir spürst, und es jetzt umzusetzen. Denn Symptome wie Müdigkeit, Gewichtszunahme, Schlafstörungen oder diffuse Unzufriedenheit müssen ab dem 50. Lebensjahr nicht einfach hingenommen werden. Es ist Zeit, alte Vorstellungen loszulassen. Die moderne Ernährungswissenschaft und die Longevity-Forschung zeigen eindrucksvoll, wie stark sich unsere biochemischen Prozesse bis ins hohe Alter beeinflussen lassen und wie entscheidend gerade in der Postmenopause die richtige Ernährung für dein Wohlbefinden ist.

Was wir essen, wann wir essen und in welcher Kombination, all das wirkt unmittelbar auf unsere Hormonlage, unsere Zellalterung, unsere mentale Klarheit. Eine bewusste Ernährung kann verlorene Energie zurückbringen, stille Entzündungen regulieren, den Stoffwechsel stabilisieren und sogar die emotionale Balance positiv beeinflussen. Das hat nichts mit Diätkultur oder disziplinierter Askese zu tun. Es ist im besten Sinne eine Rückkehr zum Ursprung. In jedem von uns wirken bis heute die evolutionären Kräfte, die uns über Jahrtausende geformt haben: wir sind biologisch auf Gesundheit programmiert. Doch das heutige Leben entfernt sich sehr häufig von diesen natürlichen Rhythmen, unser Körper gibt auf, ohne dass wir es bewusst merken.

Geschmack gekommen

Wenn du dich aber wieder daran erinnerst, was deinem Körper und deiner Seele guttut, eröffnen sich neue Möglichkeiten. Wir schauen uns das große Ganze an. Was brauchen Frauen in der Postmenopause wirklich? Welche Nahrungsmittel schenken dir Kraft? Welche klugen Kombinationen stärken nicht nur deinen Körper, sondern entfachen auch deine Freude am Essen neu? Das Beste daran: Es darf leicht sein. Es darf schmecken. Denn echter Genuss ist kein Widerspruch zu Gesundheit, er ist ihre lebendige Kraftquelle. Deshalb findest du in diesem Buch nicht nur fundiertes Wissen, sondern auch Rezepte, die Lust machen, Neues auszuprobieren. Ich lade dich ein, neugierig zu sein. Bist du bereit, Altes zu hinterfragen, offen für Neues?

Wenn wir als Frauen eine gesunde Zukunft mitgestalten wollen, individuell wie gesellschaftlich, dann beginnt sie bei uns selbst. In unserem Alltag. Mit unserer Ernährung. Und mit dem Vertrauen darauf, dass Veränderung möglich und großartig ist. Genieße es.

Deine Petra Orzech

Die Post-menopause – dein Game-changer

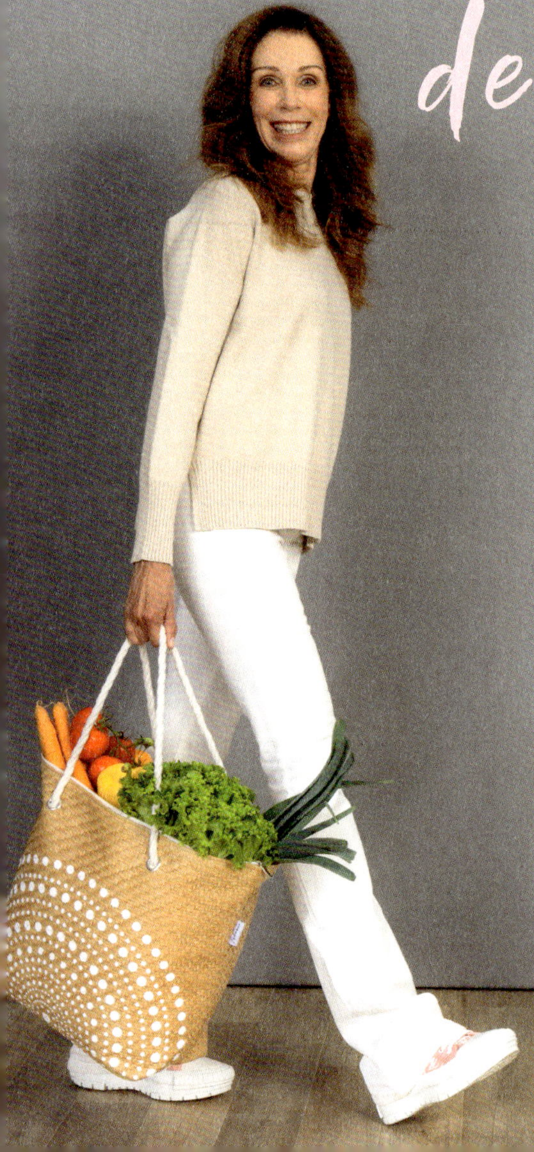

Female Longevity

Stell dir vor, du bist 80 geworden. Du sitzt an einem großen Tisch, pustest die Kerzen auf deiner Geburtstagstorte aus: wacher Geist, gesunder Körper und ein Lächeln, das aus tiefstem Herzen kommt. Du bist lebendig, voller Lust aufs Leben. Während die Flammen erlöschen, denkst du an den heutigen Tag zurück. An diesen Moment. An deine Entscheidung, die alles verändert hat. Damals hast du neugierig begonnen, auf deine persönliche Entdeckungsreise zu gehen: »Ich will wissen, welche Ernährung mein Körper braucht. Ich will verstehen, wie ich ihn stärken kann, auf meine Weise, in meinem Tempo.« Diese Entscheidung war dein Gamechanger. Sie hat dir Energie gegeben. Zuversicht. Lebensfreude. Und das Gefühl, die Dinge anzugehen, von denen du vorher nur geträumt hast. Du hast dich bewusst dafür entschieden, dass Altern für dich nicht gleichbedeutend ist mit Einschränkung und Krankheit. Sondern mit Wachstum. Mit Klarheit. Mit Präsenz. Zukunftsforscher nennen das »Down-Aging«. Wir werden älter, aber bleiben jung. Im Herzen, im Kopf, im Körper. Und du? Du bist mittendrin in diesem neuen Lebensmodell.

Willkommen in der besten Lebensphase: 50 plus! Dieses Buch ist dein Schlüssel: für ein starkes, strahlendes Ich. Für Frauen, die in der Postmenopause nicht stillstehen wollen, sondern durchstarten. Mit Power, mit Genuss, mit Sinn und Verstand. Denn Ernährung ist mehr als Kalorien zählen oder Diätpläne wälzen. Ernährung ist ein Motor. Für deine Energie. Für deine Schönheit. Für deine Lebensfreude. Für deine gesunde Langlebigkeit. Und – ganz wichtig – sie muss zu dir passen. Nicht mehr und nicht weniger.

Langes Leben um jeden Preis?

Longevity ist in aller Munde: Netflix-Serien über Tech-Milliardär Bryan Johnson, der das Altern umkehren will, Kongresse zur Langlebigkeit, Nahrungsergänzungsmittel, Gentests, Bücher wie dieses: Sie alle bedienen den uralten Wunsch, lange zu leben. Aber Hand aufs Herz: Was nützt ein langes Leben, wenn wir dabei krank und energielos sind? Wir Frauen leben zwar im Schnitt 83 Jahre – viereinhalb Jahre länger als Männer – aber wir verbringen sieben dieser Jahre mit chronischen Krankheiten. Pathologische Longevity nennt man das heutzutage. Wollen wir das? Willst du das?

Wunderwerk Körper

Unser Körper ist ein Wunderwerk. Hochkomplex. Fein abgestimmt. Von der Natur so gebaut, dass wir Leben schenken können. Doch genau diese Komplexität macht uns auch anfälliger. Frauen trifft es früher, häufiger und intensiver. Wir leiden 15-mal so oft an Schilddrüsenproblemen, Osteoporose, Alzheimer, rheumatischen Erkrankungen (wie etwa Arthrose) oder Herz-Kreislauf-Störungen. Auch Depressionen, Angststörungen und Schlaflosigkeit kommen fast doppelt so oft vor wie bei Männern. 75 % aller Medikamente gegen Schlafstörungen oder depressive Verstimmungen werden von Frauen genommen. Ein Milliardengeschäft. Immer mehr junge Frauen haben Probleme, schwanger zu werden. Immer mehr erkranken schon in jungen Jahren an Alzheimer oder Parkinson. Und ab 40? Da kommen sie schleichend, diese Beschwerden, die man oft einfach »Wechseljahre« nennt. Was ist da los?

Ganz ehrlich: Wir Frauen waren noch nie so krank wie heute. Warum? Weil wir in einer Welt leben, die unserer weiblichen Gesundheit nicht guttut. Stress, Umweltgifte, ungesunde Ernährung, Bewegungsmangel. All das trifft uns härter als Männer. Und die Postmenopause wird dabei zu einer Art Weggabelung: Nehme ich meine Gesundheit jetzt selbst in die Hand? Oder überlasse ich sie anderen oder dem »Zufall« – in der Hoffnung, dass alles gut wird?

Neues Lebensgefühl in der Lebensmitte

Für mich war genau dieser Moment wie ein persönlicher Weckruf. Die Zeit der Postmenopause hat mir deutlich gezeigt, dass mein Körper plötzlich anders tickt und dass ich neu hinhören muss. Lange war alles im Gleichgewicht. Ernährung war für mich kein Rätsel, sondern Teil meines Alltags. Als Oecotrophologin habe ich für Frauenmagazine Diäten konzipiert, über gesunde Ernährung geschrieben, Abnehmkurse entwickelt und geleitet. Ich wusste, wie es geht, dachte ich zumindest. Doch dann kam die Postmenopause und plötzlich war alles anders. Da war auf einmal dieser Bauch. Meine Oberschenkel wurden runder, die Jeans passten nicht mehr. Und das Irritierende: Ich fühlte mich in meinem eigenen Körper fremd. All mein Wissen reichte nicht mehr aus, um zu verstehen, was gerade mit mir passierte. Viele sagten: »So ist das eben mit 50 plus.« Aber das wollte ich nicht akzeptieren. Ich spürte: Es geht hier nicht nur um ein paar Kilos. Es geht um mehr, um Gesundheit, Lebensfreude und darum, wie ich alt werde. Dieser Moment war mein persönlicher Wendepunkt. Ich habe nochmal ganz neu hingeschaut, tiefer als je zuvor. Mich intensiv mit Ernährung in der Lebensmitte beschäftigt. Um meine Vitalität, mein Wohlfühlgewicht und meine Lebensqualität aktiv zu stärken. Aus dieser Auseinandersetzung ist auch dieses Buch entstanden – für Frauen, die mehr wollen, als sich einfach damit abzufinden. Für Frauen, die bewusst, kraftvoll und voller Lebensfreude älter werden wollen. Denn viele erleben die Postmenopause als eine Zeit, in der scheinbar alles aus dem Ruder läuft. Doch genau hier liegt die Chance: für Klarheit, für Bewusstsein und für eine neue Verbindung zum eigenen Körper.

Frauen altern anders als Männer

Lange Zeit war die medizinische Forschung männlich dominiert. Frauen galten als »kleinere Männer mit Hormonschwankungen«. Heute wissen wir: Das war ein fataler Fehler. Frauen altern anders. Sie verstoffwechseln Medikamente anders. Sie reagieren anders auf Mangelzustände. Und sie brauchen – gerade ab 50 – andere Antworten.

Fortsetzung auf Seite 15

SELFCHECK

Wie is(s)t deine Zukunft?

Wie gut unterstützt dein aktueller Lebensstil deine Gesundheit in der Postmenopause? Mach den Test – ganz entspannt, ganz ehrlich. Es gibt keine falschen Antworten, nur gute Impulse. Los geht es!

1. Wie erledigst du deinen täglichen Einkauf?

- (A) Mit dem Fahrrad oder zu Fuß.
- (B) Frisches einzukaufen, ist mir zu zeitaufwendig – ich liebe Pasta und Tiefkühlprodukte.
- (C) Einkäufe? Ich koche nicht.

2. Wie oft isst du frisches Gemüse oder Salat?

- (A) Täglich – bunt gemischt, ich liebe es.
- (B) Ein paar Mal pro Woche – aber da ist noch Luft nach oben.
- (C) Selten – ich weiß, das sollte besser werden.

3. Wie häufig isst du stark verarbeitete Lebensmittel?

- (A) Kaum – ich mag es lieber frisch.
- (B) Gelegentlich – besonders, wenn es stressig ist.
- (C) Oft – das ist irgendwie meine Komfortzone.

4. Wie oft isst du Zuckerreiches oder trinkst Alkohol?

- (A) Selten – ich gönn mir bewusst, aber nicht täglich.
- (B) Regelmäßig – naschen gehört einfach dazu.
- (C) Zucker und Wein sind meine besten Freundinnen.

5. Wann ist deine letzte Mahlzeit am Abend?

(A) Zwischen 18 und 19 Uhr – ich gönn mir nächtliche Ruhe.

(B) Zwischen 20 und 21 Uhr – so ist es bei mir eben.

(C) Spät – oft snacke ich noch vorm Fernseher.

6. Hast du regelmäßige Essenszeiten?

(A) Ja – mein Körper liebt Rhythmus.

(B) Teils, teils – manchmal klappt es, manchmal nicht.

(C) Nein – ich esse, wenn ich Zeit finde.

7. Beobachtest du Veränderungen bei Gewicht, Energie oder Verdauung seit der Menopause?

(A) Ja – aber ich habe meinen Körper im Blick und passe mich an.

(B) Veränderungen? Ja – aber ich reagiere noch nicht.

(C) Alles hat sich verändert – und ich fühl mich überfordert.

8. Was kochst du am liebsten für Freunde?

(A) Etwas Frisches, Buntes – gern mit Gemüse und Hülsenfrüchten.

(B) Wir treffen uns lieber in einem guten Restaurant.

(C) Gar nichts, ich esse lieber alleine.

9. Hast du dich schon bewusst mit Ernährung in der Postmenopause beschäftigt?

(A) Ja – ich weiß, wie wichtig das ist.

(B) Ich habe es auf dem Schirm – aber mehr gelesen als umgesetzt.

(C) Nein – ehrlich gesagt: Ich habe es verdrängt.

10. Was ist dein Rezept fürs gute, lange Leben?

(A) Gute Ernährung, Bewegung, Leichtigkeit – ich achte bewusst auf mich.

(B) Genießen, solange es geht – aber mit einem Auge auf die Gesundheit.

(C) Darüber denke ich eigentlich nicht nach – ich lebe einfach so vor mich hin.

Auswertung: So zählst du deine Punkte

Antwort A = 3 Punkte

Antwort B = 2 Punkte

Antwort C = 1 Punkt

Zähle deine Punkte zusammen und lies weiter.

Dein Ergebnis

25–30 Punkte: Superfrau! Du bist auf einem richtig guten Weg. Deine Ernährung unterstützt deinen Körper optimal. Du denkst nicht in Verboten, sondern in Möglichkeiten. Weiter so. Jetzt kannst du dein Wissen vertiefen und genießen, was du für dich tust.

17–24 Punkte: Du bist unterwegs, bleib dran! Du hast vieles erkannt und vielleicht sogar schon umgesetzt. Aber: Es gibt noch Spielraum. Kleine Änderungen im Alltag können Großes bewirken. Schritt für Schritt. Du wirst den Unterschied spüren.

10–16 Punkte: Zeit für einen Neustart! Hey, das war ein liebevoller Weckruf. Kein Grund zur Panik, aber vielleicht ein guter Moment, dir selbst mehr Aufmerksamkeit zu schenken. Du musst nicht alles auf einmal ändern. Aber du darfst anfangen.

Nicht mehr Kalorien zählen. Verstehen, welche Lebensmittel den Körper jetzt wirklich unterstützen. Nicht mehr gegen den Bauch kämpfen. Erkennen, wie sich Hormonveränderungen auf Stoffwechselprozesse und Fettverteilung auswirken. Nicht mehr Schuldgefühle bei jedem Stück Schokolade haben. Entwickeln, was im Alltag funktioniert und langfristig trägt. Gesundheit ist kein Bonus. Sie ist die Voraussetzung für Freiheit, Selbstwirksamkeit und Lebensfreude – gerade in der zweiten Lebenshälfte. Du hast nur diesen einen Körper. Und er tut jeden Tag sein Bestes, dich am Leben zu halten.

Nicht mit Altersbeschwerden abfinden!

Wir glauben gerne, dass unser Körper mit den Jahren einfach abbaut. Dass es völlig normal ist, ab 60 chronisch krank zu sein. Gelenkschmerzen, Bluthochdruck, Gewichtszunahme, das gehört halt dazu. Aber: Stimmt das wirklich? Ein Blick in die Natur sagt etwas anderes. Wild lebende Tiere erkranken selten an dem, was wir als »normal« empfinden: Diabetes, Gallensteine, Rheuma, Arteriosklerose. Sie sterben – wenn sie nicht vorher gefressen werden – an Altersschwäche. Punkt. Beim Menschen ist das anders. Über 250 tödliche Krankheiten sind bei uns bekannt. Und das sind nur die, die wirklich töten. Etwa 30000 weitere Diagnosen begleiten uns durchs Leben. Interessant, oder? In westlichen Industrieländern sind mehr als 85% aller Todesfälle auf sogenannte Zivilisationskrankheiten zurückzuführen. Krankheiten, die fast ausschließlich durch den Lebensstil entstehen, nicht durch Schicksal, nicht durch Gene. Nur rund acht Prozent sterben tatsächlich an natürlicher Altersschwäche. Bei Schimpansen, unseren nächsten Verwandten, liegt dieser Anteil bei 98%. Was genau unterscheidet uns – biologisch so nah verwandt – in unserem Altern so radikal? Also: Was läuft da schief?

Unsere Ernährung – das unterschätzte Risiko

Vier Dinge sichern unser Überleben: Atmen, Trinken, Schlafen und Essen. Bei allen vieren spielt die Qualität eine entscheidende Rolle. Niemand würde freiwillig schlechte Luft atmen oder verunreinigtes Wasser trinken. Auch schlechter Schlaf bleibt nicht lange unbemerkt. Aber wenn es um Ernährung geht, verschieben wir unsere Toleranzgrenze. Wir essen Dinge, die in keinem natürlichen System mehr vorkommen: Hochverarbeitete Produkte, Zucker in Mengen, die kein Körper verkraftet, tierische Fette und Proteine im Übermaß, Konservierungsstoffe, Emulgatoren, Farbstoffe, Geschmacksverstärker. Ernährung hat sich von einem lebensnotwendigen Vorgang zu einem industriellen System entwickelt. Und das rächt sich, spätestens ab 50. Denn dann beginnt der Körper, anders zu reagieren. Vielleicht spürst du das auch. Nicht nur hormonell. Auch metabolisch, zellulär, neurologisch. Was vorher scheinbar noch durchging, zeigt jetzt Wirkung:

- Gewicht lässt sich schwerer regulieren.
- mehr Fetteinlagerungen, insbesondere am Bauch
- Muskelabbau (Sarkopenie)
- Zunahme von Entzündungsprozessen
- höherer Blutzuckerspiegel
- steigende Insulinresistenz
- erhöhte Blutfette (Triglyceride und LDL)
- höherer Blutdruck
- langsam arbeitende Mitochondrien (unsere Zellkraftwerke)
- Rückgang der Vielfalt im Mikrobiom
- leichterer, fragmentierter Schlaf

Gleichzeitig steigt das Risiko für Herz-Kreislauf-Erkrankungen (z. B. Schlaganfall, Herzinfarkt), Osteoporose und ihre Vorstufe Osteopenie, Alzheimer (häufigste Demenzform), Diabetes Typ 2. Diese Prozesse nennen wir sekundäres Altern, das, was zusätzlich zum natürlichen Alterungsprozess passiert. Das Geniale: Wir können das beeinflussen. Denn das primäre Altern – also der biologische Verschleiß, der in den Zellen abläuft – ist erstaunlich konstant. Unsere Körperzellen sind theoretisch in der Lage, bis zu 120 Jahre zu funktionieren. Schon im Alten Testament (Genesis 6,3) heißt es: »Mein Geist soll nicht für immer im Menschen bleiben, weil er auch Fleisch ist. Daher soll seine Lebenszeit 120 Jahre betragen.« Ein alter Text, aber eine zutreffende Beobachtung. Die maximale Lebensdauer des Menschen liegt tatsächlich bei etwa 120 Jahren. Die meisten erreichen sie nicht, weil sekundäre Einflüsse sie vorher aufhalten. Was also hält uns gesund oder lässt uns schneller altern, als es biologisch notwendig wäre?

Die Epigenetik hat uns in den letzten Jahren eine gute Nachricht gebracht: Unsere Gene bestimmen nicht unser Schicksal. Gerade einmal 5 bis 15% des Risikos, chronisch krank zu werden, sind genetisch bedingt. Der Rest? Ist veränderbar. Das, was wir täglich tun – was wir essen, wie wir schlafen, wie wir mit Stress umgehen –, beeinflusst, welche Gene aktiviert werden. Und welche stumm bleiben. Ein Beispiel: Eine Frau mit familiärer Veranlagung zu Diabetes kann durch ihren Lebensstil ihre Blutzuckerregulation entscheidend beeinflussen. Oder: Eine genetische Neigung zu Osteoporose bedeutet nicht, dass die Knochendichte zwangsläufig abnimmt, wenn Ernährung und Bewegung stimmen.

Postmenopause: Spätestens jetzt ist Zeit für Prävention

1. Die längste Lebensphase

Die Postmenopause beginnt nach deiner letzten Regelblutung und begleitet dich bis ins hohe Alter. Sie ist die längste Phase deines Lebens.

2. Ein echter Neubeginn

Sie ist kein Übergang, sondern ein neuer Anfang: eine Zeit, in der du dich neu ausrichten und dich ganz bewusst für Gesundheit und Lebensfreude entscheiden kannst.

3. Hormonelle Anpassungen

Nach deinen fruchtbaren Jahren bleiben die Spiegel von Östrogen und Progesteron dauerhaft niedrig. Es entsteht eine neue hormonelle Neutralität.

4. Veränderung spüren

Diese Umstellung kann, je nach Veranlagung und Lebensstil, unterschiedliche körperliche oder emotionale Veränderungen mit sich bringen. Manche spürst du deutlich, andere kaum.

5. Du hast Einfluss

Gerade jetzt kannst du die Weichen neu stellen. Mit einem gesunden, liebevollen Umgang mit dir selbst stärkst du dein Wohlbefinden – körperlich, geistig und emotional.

Food First

Was uns fehlt, ist nicht die nächste Tablette. Es ist das Eingeständnis, dass kein Medikament der Welt die Wirkung dessen aufwiegen kann, was wir jeden Tag essen. Wir nehmen etwa 1,5 Kilogramm Nahrung täglich zu uns. Das macht rund 500 Kilogramm im Jahr, über 40 000 Kilo im Laufe eines Lebens. Diese 40 000 Kilogramm haben einen massiven Einfluss, auf unsere Gesundheit, unser Wohlbefinden, unsere Lebensqualität. Und doch wird dieser Einfluss im Alltag, in der medizinischen Praxis, ja selbst in vielen Gesundheitsratgebern dramatisch unterschätzt. Stattdessen vertrauen wir auf ein Milligramm an Wirkstoffen, die meist erst zum Einsatz kommen, wenn die Krankheit bereits da ist. Wir haben unsere größte Chance verspielt, wenn wir darauf warten, dass Symptome entstehen. Prävention beginnt früher, genau hier: auf deinem Teller.

Aus meiner Sicht ist Ernährung der Hebel schlechthin, gerade für uns Frauen 50 plus. Sie ist Botschaft und Beziehung zugleich – zwischen uns und unserem Körper, zwischen Lebensstil und Lebensqualität. Gerade in der zweiten Lebenshälfte wird sie zu einer Art innerer Medizin. Wir haben die Wahl: Wollen wir unseren Körper nähren oder ihn belasten? Was wir täglich essen, ist ein wahrer Akt der Selbstfürsorge.

Eigentlich wissen wir ziemlich genau, was uns guttut. Und trotzdem handeln wir oft anders. Nicht, weil wir es nicht besser wüssten, sondern weil das Leben eben passiert: Gewohnheit, Bequemlichkeit, Überforderung. Und nicht zuletzt der tägliche Dschungel an widersprüchlichen Empfehlungen. Was gestern noch als gesund galt, wird heute verteufelt. Superfoods, neue Diäten, ständige Listen mit Verboten, da kann man schnell das Gefühl bekommen: Ernährung ist ein Buch mit sieben Siegeln. Dabei ist es im Grunde ganz einfach: Gute Ernährung braucht keine Extreme. Sondern Klarheit. Neugier. Und vor allem: einen freundlichen, geduldigen Umgang mit sich selbst. Denn wenn wir ehrlich hinhören, wissen wir oft sehr genau, was unser Körper braucht. Und was nicht. Hochverarbeite Produkte, künstliche Zusätze, leere Kalorien, all das gibt dem Körper wenig und raubt ihm viel: Energie, Widerstandskraft, manchmal sogar Lebensfreude. Das Tückische: Man gewöhnt sich daran. An das schnelle Essen, an das Müdesein, an das diffuse Unwohlgefühl. Aber genau wie unser Stoffwechsel sich an falsche Ernährung gewöhnen kann, kann er sich auch wieder erinnern, an das, was ihm wirklich guttut. Vielleicht ist es gar nicht so schwer? Vielleicht ist der erste Schritt ein bewusst gesetzter, liebevoller Schritt in eine neue Richtung? Und wer weiß: Was könnte sich verändern, wenn wir uns selbst wieder mehr zutrauen?

Nahrung ist Heilkunst

Schon die ältesten medizinischen Traditionen kannten den Zusammenhang zwischen Ernährung und Gesundheit. Im Ayurveda, dem wohl ältesten überlieferten Heilsystem der Welt, heißt es: »Wer richtig isst, braucht keine Medizin – wer falsch isst, dem hilft keine.« Und auch Hippokrates, der Urvater der westlichen Medizin, formulierte es unmissverständlich: »Lass die Nahrung deine Medizin sein und Medizin deine Nahrung.« Diese Sätze stammen aus einer Zeit, in der Ernährung noch als Teil der Heilkunst verstanden wurde, als sogenannter Teil der Diätetik. Damit war nicht Diät im modernen Sinne gemeint, sondern ein umfassendes Verständnis von ganzheitlicher Lebensführung – Lebenskunst, wie man damals zu sagen pflegte. Diese Sichtweise ist heute weitgehend verloren gegangen. Wir betrachten Essen als Mittel zur Energiezufuhr, bestenfalls als Lifestyle, selten aber als Ausdruck von Fürsorge, von Heilung, von Beziehung zum eigenen Körper. Dabei liegt genau hier ein großer Schatz verborgen: Nahrung, verstanden als tägliche therapeutische Entscheidung, kann uns nicht nur stärken, sondern auch schützen. Vor Erkrankung, vor Erschöpfung, vor Entfremdung von uns selbst – insbesondere uns Frauen.

So klingt es fast unglaublich und ist doch Realität: In der medizinischen Ausbildung spielt Ernährung kaum eine Rolle. Krankheiten werden behandelt, Medikamente verschrieben, Eingriffe geplant. Aber die Frage, wie ein Mensch gelebt hat, bevor die Beschwerden kamen, wie er gegessen hat, wie er sich bewegt, wie belastet oder unterstützt er sich fühlt, wird selten gestellt. Dabei wissen wir längst: Ernährung ist nicht einfach nur ein Risikofaktor. Sie ist ein Schlüssel für Prävention, Heilung und Lebensqualität, gerade dann, wenn der Körper nicht mehr »einfach so« mitmacht.

Gleichzeitig schlägt das Pendel mancherorts in eine andere Richtung aus: Biohacking, Tracker, Supplemente, ein Leben zwischen Selbstoptimierung und technischer Selbstvermessung. Klingt modern, wirkt entschlossen, doch oft fehlt das, worauf es wirklich ankommt: der Mensch. Denn Gesundheit ist mehr als Zahlen. Und mehr als die Illusion, mit dem richtigen Drink oder der nächsten Superkapsel das Altern überlisten zu können. Wer sich ständig mit standardisierten Laborwerten vergleicht, verliert leicht den Blick für das Wesentliche: Was tut mir gut – heute, in diesem Lebensabschnitt, mit meiner Geschichte? Vielleicht ist es an der Zeit, Ernährung nicht länger als Nebenschauplatz zu sehen, sondern als das, was sie ist: ein machtvoller Hebel. Ein Heilmittel, ein Wegbegleiter. Und die Frage, die sich jede von uns stellen darf, lautet: Was wäre, wenn Gesundheit nicht bei der Diagnose beginnt – sondern mit täglichem Fühlen, Denken, Handeln?

Wissen schützt vor Beschwerden

Was wirklich hilft, ist Wissen. Kein theoretisches Blabla, sondern echtes Verstehen. Wer den eigenen Körper kennt, wer spürt, was ihm guttut, trifft Entscheidungen aus Überzeugung. Dieses Wissen schützt vor schnellen Versprechungen der Lebensmittel- und Pharmaindustrie. Und gibt etwas zurück, das uns im Alltag oft verloren geht: Selbstvertrauen. Und Lust. Lust darauf, das Thema Ernährung als etwas Stärkendes, Sinnliches, Selbstbestimmtes zu sehen. Ein Begriff, der hier ruhig öfter fallen dürfte: Food Literacy. Dahinter steckt mehr als die Fähigkeit, ein Rezept zu lesen oder ein Messer richtig zu halten. Es geht um das große Ganze:

Wo kommen unsere Lebensmittel her? Wie lagern wir sie? Was passt zusammen und was tut mir wirklich gut? Und dann die wohl wichtigsten Fragen: Was esse ich, wann esse ich, wie esse ich, warum esse ich? Food Literacy heißt: Ernährung nicht als Pflicht oder Problemzone zu sehen. Sondern als Lebensfreude. Als etwas, das uns nährt – im wahrsten Sinne. Denn wer mit Neugier kocht, wer neue Zutaten ausprobiert, wer sich erlaubt, Genuss neu zu entdecken, merkt schnell: Gesundheit beginnt mit einem liebevollen Ja zu sich selbst.

»Ich würde ja gerne gesünder essen, aber mir fehlt einfach die Zeit.« Diesen Satz höre ich oft von Frauen, die mitten im Leben stehen. Die viel leisten, viel geben, viel tragen. Und bei all dem sich selbst nicht entsprechend berücksichtigen. Aber Hand aufs Herz: Fehlt uns wirklich die Zeit oder schenken wir anderen Dingen einfach eher unsere Aufmerksamkeit? Kochen und bewusstes Essen verlieren im Alltag schnell gegen To-do-Listen, Termine, WhatsApp-Nachrichten und abendliches Durchzappen. Wer abends zwei Stunden fernsieht, aber keine 30 Minuten für sich und ein gutes Essen findet, trifft keine zufällige Entscheidung, sondern eine, die zur Gewohnheit geworden ist. Es muss kein Drei-Gänge-Menü sein. Aber Essen darf ein fester Platz im Tag sein. Wann, wenn nicht jetzt, fangen wir an, uns selbst wichtiger zu nehmen? Food First! Für ein Leben, das dich nicht nur satt, sondern wirklich lebendig macht. Doch genau da beginnt für viele die Herausforderung im Alltag.

Erkenntnis. Erlebnis. Ergebnis.

Routinen geben uns Halt und prägen unsere Gesundheit. Was wir täglich tun, passiert oft automatisch. Doch genau darin liegt stille Macht. Nicht der eine Ausrutscher oder die eine »gute Tat« verändern unser Leben, es sind die Wiederholungen, unsere Muster, unser Rhythmus. Veränderung beginnt leise. Mit kleinen Entscheidungen, mit Momenten des Innehaltens. Manchmal wird sie durch einen Umbruch angestoßen, einen neuen Lebensabschnitt. Was wie ein Verlust wirkt, kann eine Einladung sein: innezuhalten, zu fragen: Was will ich wirklich – jetzt, in dieser Phase meines Lebens? Genau hier setzt dieses Buch an: mit Raum für Erkenntnis, Erfahrung und Entwicklung, die man spürt.

Erkenntnis – der Anfang jeder Neuausrichtung

Im ersten Schritt geht es um die Basis: Was isst du? Wann isst du? Wie isst du? Und warum eigentlich? Diese vier Fragen öffnen die Tür zu deiner persönlichen Ernährungskompetenz – deiner Food Literacy. Damit ist ein inneres Wissen gemeint, das in dir wächst. Du beginnst, deinen Körper auf eine neue Weise zu verstehen. Und genau das ist entscheidend. Denn unser Wissen über uns selbst wird zunehmend wertvoller. Gerade im Hinblick auf gesunde Langlebigkeit ist es ein zentraler Schlüssel.

Erlebnis – Veränderung spürbar machen

Im zweiten Schritt wird aus Wissen Erfahrung. Der Vier-Wochen-Longevity-Plan gibt dir die Möglichkeit, die vier Kernfragen im Alltag zu erleben. Jede Woche widmet sich einem Thema: Was, wann, wie und warum du isst. Begleitet wirst du dabei von vier strukturierten Journalen, die dich einladen, das Erlebte festzuhalten. So vertiefst du deine Erkenntnisse, entwickelst Routinen und findest heraus, was wirklich zu dir passt. Es geht nicht darum, alles perfekt zu machen. Es geht darum, bewusst zu werden. Veränderung entsteht nicht über Nacht. Sie entfaltet sich, wenn du ihr Raum gibst. In dem Moment, in dem du beginnst, dich selbst zu erleben, entsteht Klarheit. Und aus dieser Klarheit wächst Freiheit – neue Entscheidungen, neue Möglichkeiten. Ganz in deinem Rhythmus.

Ergebnis – vom Wissen zum Handeln

Im dritten Schritt wird aus Erfahrung Veränderung. Am Ende jeden Tages hast du die Gelegenheit, dein Verhalten zu reflektieren – schriftlich oder gedanklich. Diese kurzen Rückblicke bilden das Fundament für deine Entwicklung, als Einladung, dich besser zu verstehen. Daraus entstehen neue Gewohnheiten, die dich stärken und dir guttun. So wird aus Wissen Handeln, aus Erkenntnis Alltag und aus deinem Weg ein nachhaltiger Wandel.

Genau jetzt ist der Moment, dir selbst ein Stück näherzukommen, mit einer Portion Neugier und dem ehrlichen Wunsch, das eigene Leben bewusster zu gestalten. Im Alltag geht das schnell unter. Dabei steckt gerade in kleinen Entscheidungen eine erstaunliche Kraft. Eine Mahlzeit, die dir wirklich schmeckt. Eine Pause, die du dir nicht erst »verdienen« musst. Ein Gedanke, den du einfach mal zu Ende denkst. All das sind leise, aber wirksame Impulse. Manchmal so unauffällig wie ein Flügelschlag, und doch in der Lage, mehr zu bewegen, als man denkt. Und wer weiß: Vielleicht wirst du irgendwann zurückblicken und schmunzeln, weil genau hier etwas angefangen hat. Mit besten Wünschen von deiner zukünftigen 80-Jährigen.

Was? Wann? Wie? Warum? – Ernährung neu gedacht

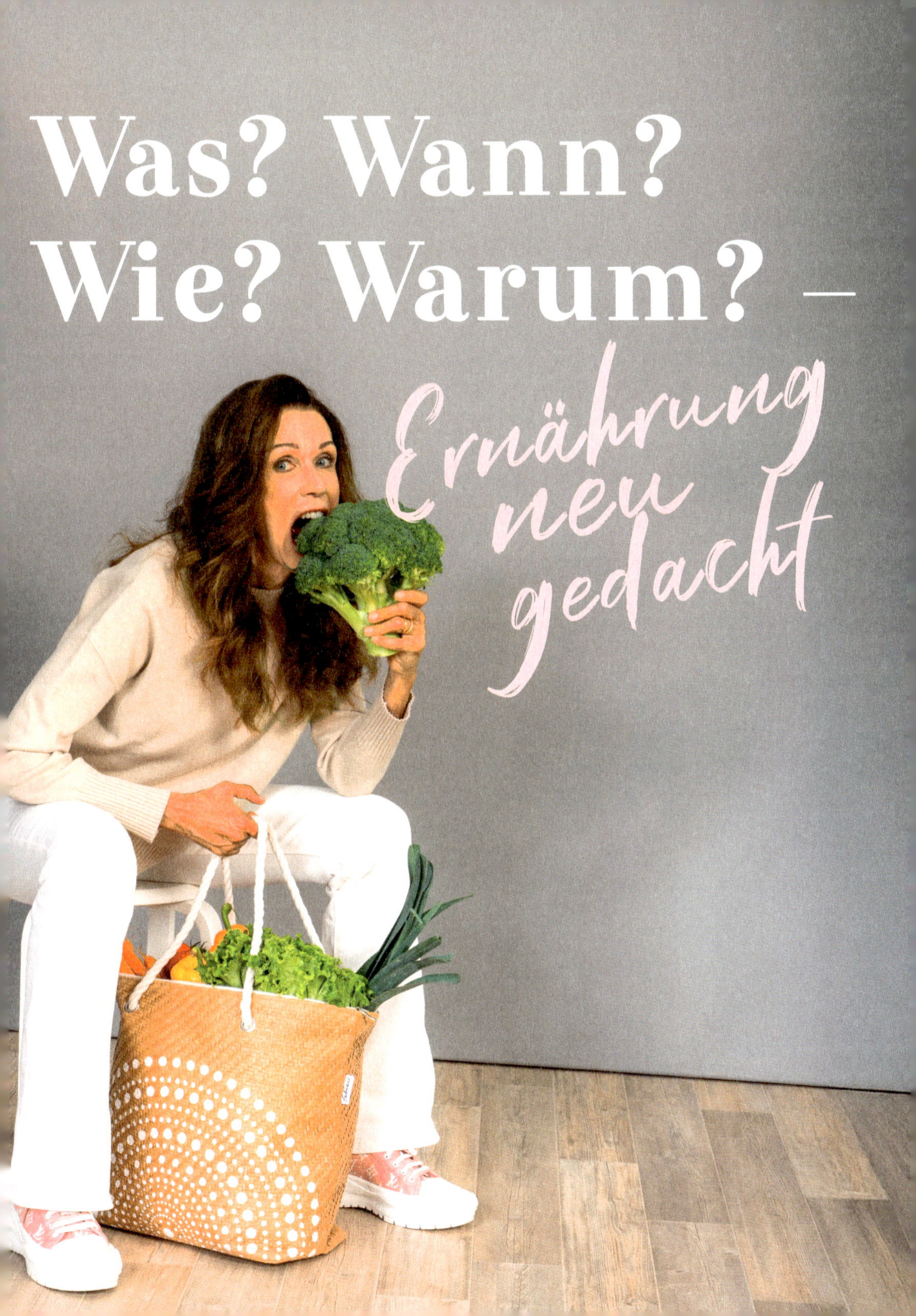

Was essen: Dein Bauch entscheidet

Warum essen wir so, wie wir essen – und passt das noch zu unseren heutigen Lebensumständen? Gerade Frauen ab 50 profitieren davon, Ernährung nicht nur nach alter Gewohnheit, sondern nach neuester wissenschaftlicher Erkenntnis zu gestalten. Wer langfristige Gesundheit und Vitalität fördern will, darf den Blick weiten: Ernährung kann gezielt Gesundheitsprozesse unterstützen, die Alterung verlangsamen und die Lebensqualität verbessern. Die vier Kernfragen – Was? Wann? Wie? Warum? – öffnen die Tür zu einem neuen Verständnis von Ernährung. Und zu deinem persönlichen Weg in Richtung Healthy Longevity.

»Ich esse für zwei.« Bestimmt hast du diesen Satz schon einmal gehört – meist von werdenden Müttern, die besonders gut auf sich und ihr Baby achten. Das klingt nicht nur sehr liebevoll, sondern ist auch äußerst weise. In gewisser Weise trifft das auf uns alle zu. Wir nähren nicht nur unseren eigenen Körper, sondern auch unser Mikrobiom im Darm. Dieses beeindruckende Ökosystem besteht aus etwa 100 Billionen Bakterien. Sie gehören rund 500 verschiedenen Arten an und werden bei jeder Mahlzeit mitversorgt. Was du isst, hat dabei erstaunliche Auswirkungen. Deine Ernährung bestimmt, ob diese Mikroorganismen wachsen und sich wohlfühlen oder ob sie geschwächt werden und ihre Funktion verlieren.

Diese winzigen Mitbewohner haben enormen Einfluss darauf, wie unsere Gene gelesen werden – ein Feld, das man Epigenetik nennt. Sie wirken mit daran, welche genetischen Informationen aktiv werden, ob also Gene für Gesundheit oder Krankheit »angeschaltet« werden. Und genau da beginnt ein neuer Blick auf Ernährung für Frauen ab 50. Denn ab diesem Zeitpunkt verändert sich einiges: Das Immunsystem reagiert empfindlicher, der Stoffwechsel wird langsamer, die Verdauung anspruchsvoller. Viele Frauen berichten von Müdigkeit, Unverträglichkeiten, Konzentrationsproblemen, Gewichtszunahme – Symptome, die oft einzeln behandelt werden. Mit Medikamenten, Diäten, Pillen. Doch die eigentlichen Impulse entstehen im Dialog zwischen deinem Teller und deinem Darm. Was du isst, beeinflusst, was in dir wirkt.

Der Darm ist das Zentrum unserer Gesundheit

Vielleicht hast du das auch schon gespürt: Je älter wir werden, desto klarer wird, wie alles in unserem Körper miteinander verbunden ist. Energie, Stimmung, Schlaf, Gewicht, Hitzewallungen, Konzentration. Wenn man es mal herunterbricht, geht es bei Gesundheit im Kern immer um fünf große Bereiche: Immunsystem, Stoffwechsel, Hormone, geistige Klarheit und Genaktivität. Das Faszinierende: Unser Darm – die unterschätzte Superzentrale – hat mit allen Bereichen zu tun. Wusstest du zum Beispiel, dass rund 80% deines Immunsystems im Darm sitzen? Dass dort Bakterien leben, die beeinflussen, wie gut du schläfst, wie du dich fühlst, wie dein Stoffwechsel läuft und sogar, wie deine Gene sich verhalten? Der Darm wirkt auf deine Hormonbalance, auf Serotonin, Dopamin, Melatonin – also auf Stimmung, Glück und Schlaf. Er spielt eine zentrale Rolle dabei, ob du dich wach oder müde fühlst, ob du klar denken kannst oder eher vernebelt bist. Er entscheidet mit, wie du alterst: sanft, stabil und voller Energie, oder eher gestresst und erschöpft. Kein Wunder also, dass immer mehr Erkrankungen unserer Zeit – von Diabetes bis Alzheimer, von Depressionen bis zu Herzproblemen – in Zusammenhang mit Darmgesundheit und Ernährung stehen. Und gerade in der Lebensphase nach der Menopause ist das Thema aktueller als je zuvor. Gesundheit beginnt im Darm. Krankheit leider auch.

Wissen, das wirkt: Gesunde Knochen beginnen im Darm

Osteoporose entwickelt sich schleichend und wird oft erst nach den Wechseljahren sichtbar. Doch die Basis für starke Knochen legst du viel früher. Entscheidend ist, wie gut dein Darm Kalzium aus der Nahrung aufnehmen kann. Denn selbst kalziumreiche Ernährung bringt wenig, wenn der Darm nicht richtig funktioniert: Kann dein Körper Kalzium nicht optimal aus dem Darm aufnehmen, holt er es sich aus deinen Knochen. Aber dem kannst du mit richtiger Ernährung vorbeugen, nämlich mit Bitterstoffen. Sie regen die Verdauung, Leber und Galle an und unterstützen so die Kalziumaufnahme. Du findest sie etwa in Chicorée, Rucola, Artischocke oder Löwenzahn. Bonus: Bitterstoffe bremsen den Heißhunger auf Süßes.

Daneben ist auch die Wahl deiner Kalziumquelle wichtig. Viele Milchprodukte liefern zwar Kalzium, aber oft auch Phosphat, das dessen Aufnahme bremsen kann. Besser sind pflanzliche Quellen, wie Brokkoli, Sesam, Chiasamen, Leinsamen oder Walnüsse, idealerweise in Kombination mit Vitamin D. Und das bekommst du ganz ohne Kapsel: Ein Spaziergang in der Sonne kurbelt die körpereigene Produktion an. Bewegung wirkt zusätzlich wie ein kleiner Weckruf für deine Knochen. Am besten draußen – für Sonne, Sauerstoff und ein Lächeln.

Übrigens: Gerade nach Antibiotikaeinnahme nimmt die Vielfalt an Mikroorganismen im Darm ab und an resistenten Keimen zu. Das schwächt nicht nur dein Immunsystem, sondern kann auch die Kalziumaufnahme behindern und so Osteoporose begünstigen. Deshalb: Antibiotika nur nehmen, wenn es wirklich nötig ist und danach den Darm gezielt stärken.

Was also essen? Keine Sorge, hier kommt kein Aufruf zum Verzicht, zur nächsten radikalen Diät oder zum Kalorienzählen. Im Gegenteil: Es geht darum, die Fülle zurück auf deinen Teller zu bringen. Denn deine Darmbakterien lieben es bunt, vielfältig und naturbelassen. Genau das nährt sie. Je abwechslungsreicher das Angebot für dein Mikrobiom, desto stabiler dein Immunsystem, desto besser deine Stimmung, desto kraftvoller dein Alltag.

Leider ist es so, dass bei den meisten von uns mit jedem Lebensjahr unser Mikrobiom an Diversität verliert und mit ihm unsere Widerstandskraft. Gerade Frauen spüren das besonders deutlich: ein sensibleres Immunsystem, ein Körper, der Nährstoffe nicht mehr so gut aufnimmt wie früher. Die Wissenschaft geht heute davon aus, dass unsere mikrobielle Vielfalt gefährdet ist, ähnlich wie bedrohte Tier- und Pflanzenarten. Der Grund? Unsere Ernährung ist trotz gut gefüllter Supermarktregale erstaunlich einseitig. Viel Weizen, Zucker, Mais – verarbeitet, genormt, nährstoffarm. Unsere Darmflora hingegen sehnt sich nach echtem Leben: nach Farben, nach Fasern, nach Vielfalt. Ich nenne das Ernährungskarma: Was du deinem Darm gibst, gibt er dir zurück. Nicht weniger essen, sondern gezielter. Für deine unsichtbaren Helfer in dir, deine Billionen Mikroben, die mit dir altern wollen. Nur eben gesund.

Ballaststoffe feiern ihr Comeback

In den letzten Jahren war viel von Eiweiß die Rede. Und auch Fett hat sein Comeback gefeiert. Aber weißt du, worüber kaum gesprochen wird? Über das, was deinem Körper oft am meisten fehlt: Ballaststoffe. Keine Shakes, keine Superfood-Labels, keine Fancy-Trends. Dafür eine stille Kraft, die in Wahrheit das Fundament deiner Gesundheit bildet. Ballaststoffe sind der Lieblingsbrennstoff deines Darms. Und dein Darm ist das Zentrum für alles, was dir jetzt wichtig ist: ein starkes Immunsystem, ein stabiles Körpergewicht, eine bessere Verdauung und ein Körper, der mit dir arbeitet, nicht gegen dich.

Wenn du viele Jahre eiweißreich, fettarm oder sogar ballaststoffarm gegessen hast, ist dein Darm – wortwörtlich – erschöpft. Doch das lässt sich ändern. Und zwar nicht durch weniger, sondern durch mehr:

mehr Vielfalt, mehr pflanzliche Lebensmittel, mehr lebendige Nahrung. Darmgesundheit ist trainierbar. Genau wie Muskeln. Nur braucht dein Mikrobiom keine Hanteln, sondern Pflanzenstoffe, Fasern und echte Lebensmittel. Ballaststoffe sind kein Beiwerk. Sie sind die Grundlage. Für Gesundheit, Energie und für deine innere Balance. Lass uns gemeinsam vier Denkfehler anschauen, die uns bis jetzt davon abgehalten haben.

Denkfehler Nr. 1: Kohlenhydrate machen dick

Das stimmt nur zur Hälfte. Ja, stark verarbeitete Kohlenhydrate wie Weißbrot, Kekse oder Zucker lassen deinen Blutzucker schnell ansteigen und genauso schnell wieder abfallen. Die Folge: Heißhunger, Energieeinbruch, Entzündungen. Aber komplexe Kohlenhydrate aus natürlichen Quellen wie Linsen, Hafer oder Gemüse wirken ganz anders. Sie enthalten Ballaststoffe, die deinen Blutzucker stabilisieren, dich lange satt machen und vor allem: dein Mikrobiom füttern. Gerade in der Lebensmitte, wenn dein Immunsystem sensibler wird und die Vielfalt deiner Darmflora abnimmt, sind diese Kohlenhydrate besonders wertvoll. Du brauchst also keine Angst vor Kohlenhydraten zu haben, sondern ein besseres Gefühl dafür, welche deinem Körper guttun. Dein Darm wird sie lieben.

Denkfehler Nr. 2: Ich brauche viel mehr Eiweiß

Die ganze Welt scheint proteinverliebt zu sein. Überall liest man, wir sollten mehr Eiweiß essen. Besonders wir Frauen. Natürlich ist Eiweiß wichtig für unseren Körper. Aber die Zahlen belegen, dass rund 97 % der Menschen mehr Eiweiß aufnehmen, als sie brauchen. Das eigentliche Defizit liegt ganz woanders: bei den Ballaststoffen. Drei von vier Frauen erreichen die empfohlene Mindestmenge von 30 Gramm pro Tag nicht. Dabei sind genau sie essenziell für deinen Darm. Und ein gesunder Darm verwertet Eiweiß auch besser – ohne eine starke Darmflora nützt dir selbst das hochwertigste Protein wenig. Übrigens: Die Deutsche Gesellschaft für Ernährung empfiehlt 0,8 Gramm Eiweiß pro Kilo Körpergewicht, ab 65 Jahren 1 Gramm. Für eine Frau mit 65 Kilogramm sind das 52 Gramm. In Wirklichkeit nehmen die meisten Frauen fast das Eineinhalbfache zu sich.

Dein Körper braucht also mehr Ballaststoffe, nicht mehr Protein. Und weil sie vor allem in Pflanzen stecken, helfen diese Schritte:

- Im Supermarkt: Greif zu Pflanzenkost mit Substanz.
- In der Küche: Koche mit echten Zutaten.
- Auf dem Teller: Iss bunt, ballaststoffreich, naturbelassen.

Denkfehler Nr. 3: Hauptsache genug Ballaststoffe, egal woher

Die Empfehlung, täglich 30 Gramm Ballaststoffe zu essen, ist ein guter Anfang. Wir wissen heute: Es geht nicht nur um die Menge, sondern auch um die Vielfalt. Ob du deine Ballaststoffe aus einem hochverarbeiteten Riegel bekommst oder aus frischer Pflanzenkost, wie Erbsen, Beeren oder Wurzelgemüse, macht für deinen Körper einen riesigen Unterschied. Denn jede Pflanzenart enthält unterschiedliche Fasern, die verschiedene Bakterienarten in deinem Darm füttern.

Du erinnerst dich: Die natürliche Vielfalt im Mikrobiom lässt mit den Jahren nach und das macht eine bunte, pflanzenreiche Ernährung zur echten Gesundheitsstrategie. Dreißig Gramm pro Tag sind also ein guter Start, aber wenn du langfristig vital, widerstandsfähig und gesund bleiben möchtest, zählt vor allem, woher deine Ballaststoffe kommen. Dein Ziel: mehr Arten, mehr Farben, mehr echtes Leben auf dem Teller.

Denkfehler Nr. 4: Ballaststoffe rauschen einfach nur durch

Der Begriff »Ballaststoff« klingt leider nach »Ballast«. Etwas, das einfach nur durchläuft. Dabei sind Ballaststoffe alles andere als leere Mitfahrer. Sie sind die Lieblingsnahrung deiner Darmbakterien. Unser Mikrobiom hat ein echtes Ass im Ärmel: über 60 000 Enzyme, die sich genau auf

Pflanzenfasern spezialisiert haben. Und was sie daraus machen, ist pure Magie: kurzkettige Fettsäuren, entzündungshemmend, zellschützend, energiespendend. Diese Substanzen sind so etwas wie flüssiges Gold für dein System: Sie stärken die Darmschleimhaut, stabilisieren deinen Blutzucker, beruhigen dein Nervensystem und beeinflussen sogar deine Genaktivität (Stichwort: Epigenetik).

Ballaststoffe gehen also nicht einfach nur durch. Sie wirken – tief, nachhaltig und entscheidend für gesundes Altern. Wie genau das aussieht? Es beginnt tief in deinem Inneren, dort, wo aus Pflanzenfasern echte Kraftstoffe für deine Darmbakterien entstehen.

SCFAs: kleine Moleküle mit großer Wirkung

Wenn im Dickdarm das Leben beginnt, ist das weniger romantisch oder poetisch – aber biologisch faszinierend. Denn hier, fernab jeder bewussten Wahrnehmung, entstehen kurzkettige Fettsäuren. Oder kurz: SCFAs – Short Chain Fatty Acids. Sie heißen Acetat (Essigsäure), Propionat (Propionsäure) und Butyrat (Buttersäure). Namen, die nüchtern klingen. Was sie jedoch in deinem Körper bewirken, ist nichts weniger als molekulare Magie. Produziert werden sie von deinen Darmbakterien, sobald diese die pflanzlichen Ballaststoffe fermentieren. Genau hier liegt der Schlüssel: Je vielfältiger deine pflanzliche Ernährung, desto mehr Mikrobenvielfalt und desto mehr SCFAs.

SCFAs schützen deine Darmschleimhaut, stärken deine Immunantwort, reduzieren stille Entzündungen und regulieren deinen Blutzuckerspiegel. Butyrat zum Beispiel ist die wichtigste Energiequelle für die Zellen der Darmschleimhaut – ohne verliert der Darm an Schutzkraft. Propionat wirkt blutzuckerstabilisierend und kommuniziert mit der Leber. Acetat wiederum hat direkten Einfluss auf dein Sättigungsgefühl und gelangt sogar bis ins Gehirn. Und als wäre das nicht genug, versorgen SCFAs auch die Mitochondrien – die Kraftwerke deiner Zellen – mit Energie. Diese winzigen Zellorganellen sorgen Tag für Tag dafür, dass dein Körper funktioniert: Sie erzeugen ATP, die universelle Energieeinheit des Lebens. Wenn deine Mitochondrien gut versorgt sind, läuft dein

System effizienter, ruhiger und gesünder. Mehr Energie, weniger oxidativer Stress, bessere Zellfunktion. Also: Was du isst, beeinflusst nicht nur deinen Magen. Es bestimmt, wie jede einzelne deiner Zellen arbeitet. Aber wie erzeugen wir nun möglichst viele dieser SCFAs?

Vielfalt füttert Vielfalt

In einem der weltweit größten Mikrobiom-Projekte entdeckte man, dass Menschen, die pro Woche 30 oder mehr verschiedene Pflanzenarten essen, eine vielfältigere Darmflora haben und dadurch mehr kurzkettige Fettsäuren produzieren. Und man stellte auch fest, dass die Diversität des Mikrobioms ein wichtiger Marker für ein widerstandsfähiges, gesundes Immunsystem und metabolische Gesundheit ist.

Wie viele verschiedene Pflanzenarten landen in einer durchschnittlichen Woche auf deinem Teller? Fünf? Zehn? Zwanzig? Im vierten Teil des Buches wirst du genau das ausprobieren: Deine eigene »30-Plants-Woche«. Eine praktische, einfache und überraschend genussvolle Übung, um dein Mikrobiom zu nähren und deine SCFA-Produktion anzukurbeln. Vielleicht wirst du dabei ganz neue Lieblingszutaten entdecken. Um dorthin zu kommen, lohnt es sich, vorher ein paar Begriffe einzuordnen.

Warum das so wichtig ist? Weil unser Mikrobiom heute unter Druck steht – ähnlich wie die Artenvielfalt auf der Erde. Umweltgifte, industrielle Landwirtschaft, chemisch behandelte Lebensmittel: All das reduziert die Vielfalt in unserem Inneren. Forschende nehmen das so ernst, dass sie in Zürich eine Art Schatzkammer angelegt haben mit Stuhlproben aus aller Welt, um die mikrobielle Vielfalt für kommende Generationen zu bewahren. Umso wichtiger, dass du deinem Mikrobiom heute schon das gibst, was es wirklich liebt: Vielfalt.

Präbiotika, Probiotika und Postbiotika

Du hast vielleicht schon von Präbiotika gehört. Das sind bestimmte Ballaststoffe, die unser Körper selbst nicht verdauen kann, die aber gezielt unsere guten Darmbakterien nähren. Sie stecken zum Beispiel in Lebensmitteln wie Zwiebeln, Knoblauch, Lauch, Spargel oder Topinambur und bilden den Rohstoff, der die Fermentation im Dickdarm überhaupt erst möglich macht. Du isst also Pflanzen – deine Mikroben machen SCFAs daraus.

Probiotika sind lebende Mikroorganismen, wie du sie etwa in fermentierten Lebensmitteln findest. Wenn du regelmäßig Sauerkraut, Joghurt, Kimchi oder Kefir isst, nimmst du solche kleinen Helfer direkt auf. Und wenn dein Darmmikrobiom ein gutes Milieu bietet – also genug präbiotische Fasern – können sie sich dort ansiedeln und mitarbeiten.

Wenn Präbiotika die Nahrung sind und Probiotika die Arbeiter, dann sind SCFAs so etwas wie das Produkt dieser stillen Kooperation. In der Fachsprache nennt man diese Stoffwechselprodukte Postbiotika. Sie sind winzig, unsichtbar und wirken doch systemisch: vom Darm bis zum Gehirn, von der Zellatmung bis zum Hormonhaushalt. Und genau deshalb ist es so entscheidend, nicht nur 30 Gramm Ballaststoffe zu essen, sondern die richtigen. Faserstoffe, die Vielfalt ins System bringen. Mikroben, die bereit sind, damit zu arbeiten. Und du? Du bist die Dirigentin dieser leisen Symphonie. Denke immer daran: Dein Darm kann sich nicht selbst ernähren.

Der Apfel und das Universum oder der Code der Pflanzen

Du kennst den Spruch »An apple a day keeps the doctor away«. Da steckt mehr drin, als man denkt. Ein Apfel liefert nicht nur Ballaststoffe, sondern enthält auch Millionen lebendiger Mikroben – ein echtes pflanzliches Mikrobiom. Und genau das ist das Faszinierende: Dieses pflanzliche Mikrobiom kann mit unserem Darmmikrobiom kommunizieren. Es nährt uns nicht nur, es verbindet sich mit uns auf Zellebene. Und jeder Teil des Apfels bringt eine andere Mischung mit: Schale, Fruchtfleisch, Kerngehäuse, alles zählt. Kein Apfel ist wie der andere, genau wie kein Brokkoli dem anderen gleicht. Je vielfältiger wir essen, desto besser. Kombinierst du dann etwa einen Apfel mit Avocado und Kräutern, potenzieren sich die Effekte. Auf deinem Teller passiert echte Potenzialentfaltung – ganz ohne Pillen, einfach durch lebendige, bunte Nahrung.

Wissen, das wirkt: Probiotika – Hype trifft Realität

Probiotika in Pillenform versprechen viel: bessere Verdauung, starke Abwehr, heile Welt im Darm. Klingt verlockend, ist aber oft überbewertet. Denn ein Präparat kann keine schlechte Ernährung ausgleichen. Tatsächlich bleibt der Großteil dieser zugesetzten Bakterien nicht dauerhaft im Darm. Sie reisen durch, richten möglicherweise kurzfristig etwas Gutes aus und verschwinden wieder. Die langfristige Wirkung? Meist nicht nachweisbar. Bei manchen Menschen helfen Probiotika nach einer Antibiotika-Kur, bei anderen wirken sie gar nicht. Und bei einigen verzögern sie sogar die Erholung des Mikrobioms. So ist leider alles möglich und nichts sicher: Wirkung, keine Wirkung oder sogar Schaden. Eigentlich eine Art Gesundheitsroulette. Welcher Gruppe du angehörst? Weiß niemand im Voraus. Besser als Probiotika einzunehmen ist, den Fokus auf Ernährung zu legen. Ballaststoffe, Präbiotika, fermentierte Lebensmittel – das ist kein Bio-Hack, das ist Bio-Logie. Langfristig der wirksamste Weg zu Postbiotika wie SCFAs. Dein Mikrobiom braucht realen Input, keine Abkürzung in Kapseln.

Gleichzeitig lohnt sich ein Blick nach vorn: Die neuere Forschung zeigt, dass der Schlüssel zur Wirksamkeit von Probiotika wahrscheinlich in der Personalisierung liegt. Künftig könnten Präparate nicht mehr nach dem Gießkannenprinzip verabreicht werden, sondern individuell, auf Basis genetischer, mikrobieller oder immunologischer Profile. Daran wird weltweit intensiv gearbeitet. Doch im Moment ist das noch Zukunftsmusik und der Alltag der bessere Therapeut: mit echtem Essen, echten Fasern und echter Vielfalt.

Resistente Stärke: was kalt bleibt, wirkt heiß

Kalte Kartoffeln, kalter Reis, kalte Pasta, nichts, was in der klassischen Ernährungslehre Glanzpunkte sammelt. Und doch entsteht genau hier ein Stoff, der inzwischen ganz still an den großen Fragen der Langlebigkeit mitarbeitet: resistente Stärke. Sie ist kein Marketingbegriff, kein Superfood-Hype, sondern ein molekularer Gamechanger. Resistente Stärke entzieht sich der Verdauung im Dünndarm und wird erst im Dickdarm von Mikroben in kurzkettige Fettsäuren umgebaut, allen voran Butyrat. Und genau dieses Butyrat beeinflusst Prozesse, die in der Postmenopause an Bedeutung gewinnen: Entzündungsregulation, Blutzuckerkontrolle, Immunbalance, sogar Hirnalterung.

Was das konkret bedeutet? Ein Teller abgekühlte Linsen oder Haferflocken kann mehr für dein Entzündungsgeschehen tun als so manche Anti-Aging-Creme für die Haut. Und vielleicht ist kalter Kartoffelsalat nicht nur ein Retrogericht, sondern ein unterschätzter Beitrag zur vaskulären Gesundheit. Resistente Stärke steckt übrigens auch ganz natürlich in Lebensmitteln wie Linsen, grünen Erbsen, Hülsenfrüchten, Vollkorngerste, Cashewkernen und sogar in grünen Bananen, deren Stärkeanteil beim Reifen sinkt. Resistente Stärke ist eine stille Investition in einen Darm, der seinen Job versteht.

Warum ich Bio kaufe

Ich werde oft gefragt: »Ist Bio wirklich besser?« Für mich ist die Antwort ganz klar: Ja, und zwar nicht aus Prinzip, sondern weil ich mir der Zusammenhänge bewusst bin. Als Frau, als Mensch, der älter wird, und natürlich auch als Ernährungswissenschaftlerin. Gerade in der zweiten Lebenshälfte spüren viele von uns: Was wir essen, wirkt. Es wirkt auf Energie, Stimmung, Hormone, Haut, Verdauung – auf das ganze System. Deshalb achte ich aus guten Gründen auf Bio-Qualität: Bio-Produkte sind schadstoffärmer, enthalten mehr sekundäre Pflanzenstoffe, stammen von gesunden Pflanzen und tragen zu einer besseren Umweltbilanz, zu Tierwohl und ethisch vertretbaren Arbeitsbedingungen bei.

Drei Gründe, warum ich Bio besser finde

1. Weniger Schadstoffe, weniger Belastung

Pestizide können Entzündungen fördern, doch in Bio-Produkten ist die Belastung deutlich geringer. Bestimmte Obst- und Gemüsesorten fallen regelmäßig mit besonders hohen Pestizidrückständen auf, selbst nach dem Waschen. Dazu gehören: Äpfel, Erdbeeren, Trauben, Pfirsiche, Kirschen, Birnen, Sellerie, Tomaten, Paprika, Gurken, Spinat und Blattsalate. Hier lohnt sich Bio besonders. Außerdem enthält Bio-Gemüse mehr Antioxidantien und sekundäre Pflanzenstoffe. Diese unterstützen genau das, was uns im Alter wichtig ist: Zellschutz, Regeneration, Vitalität.

2. Gesunde Böden, gesunde Pflanzen

Je besser der Boden, desto nährstoffreicher das Gemüse. Klingt simpel, ist aber essenziell. Bio-Landwirtschaft setzt auf lebendige, fruchtbare Böden und das spiegelt sich in der Qualität der Lebensmittel wider.

3. Mit gutem Gefühl einkaufen

Ich sehe Bio nicht als Perfektion, sondern als Haltung. Denn wer Bio kauft, unterstützt auch faire Arbeitsbedingungen, Tierwohl und ökologisches Gleichgewicht.

Mein Fazit

Bio fühlt sich für mich gut an – körperlich, ethisch und nachhaltig. Und ja, manchmal ist Bio teurer. Aber wenn ich wähle, dann wähle ich Qualität.

Mehr als Vitamine: Pflanzen wirken klug

Du hast es selbst schon gespürt: Wenn du mehr Pflanzenvielfalt auf den Teller bringst, verändert sich etwas. Nicht nur beim Geschmack, sondern in deinem gesamten System. Denn Pflanzen liefern weit mehr als Vitamine und Ballaststoffe. Sie versorgen uns mit einem stillen Netzwerk aus bioaktiven Molekülen, das in unserer Ernährung lange unterschätzt wurde: den sekundären Pflanzenstoffen. Sie sind die Sprache, mit der Pflanzen sich über Millionen von Jahren an ihre Umwelt angepasst haben. Sie schützen vor UV-Strahlung, wehren Fressfeinde ab, verhindern Pilzbefall, unterstützen das Wurzelwachstum oder senden Signale an benachbarte Pflanzen. Ein hochkomplexes Kommunikationssystem, das in seiner ganzen molekularen Raffinesse zur Verfügung steht, wenn wir pflanzenbasiert essen.

Mit zunehmendem Alter – und besonders in der Postmenopause – gewinnt diese pflanzliche Molekülintelligenz noch einmal spürbar an Bedeutung. Denn in dieser Lebensphase verändern sich unsere Prioritäten: Regeneration, kognitive Klarheit, ein fein reguliertes Immunsystem, stabile Gefäße. All das lässt sich nicht über Kalorien oder Eiweiß allein steuern, sondern über die Qualität der bioaktiven Substanzen, die wir regelmäßig aufnehmen sollten. Du kennst vielleicht die Empfehlung: »Iss bunt.« Was spielerisch klingt, beruht auf tiefgreifender Biochemie. Die Farben von Obst und Gemüse sind keine Zufallsprodukte, sie sind Ausdruck ihrer molekularen Schutzsysteme. Und genau diese Schutzsysteme wirken auch in uns. Jede Farbe steht dabei für eine bestimmte Stoffgruppe mit spezifischem Effekt:

- Rot (z. B. Tomaten, Granatapfel, Erdbeeren): enthält Lycopin und Anthocyane – antioxidativ, gefäßschützend, entzündungsmodulierend
- Orange/Gelb (z. B. Karotten, Kürbis, Mango): liefert Carotinoide wie Beta-Carotin – wichtig für Haut, Augen und Immunantwort
- Grün (z. B. Brokkoli, Spinat, Kräuter): reich an Chlorophyll, Folat, Glucosinolaten – aktiviert zellschützende Enzyme

- Blau/Violett (z. B. Heidelbeeren, Auberginen, Rotkohl): enthält Anthocyane – mit potenziell neuroprotektiven Eigenschaften
- Weiß/Beige (z. B. Zwiebeln, Knoblauch, Pilze): liefert Allicin, Quercetin, Inulin – wirkt antimikrobiell und stärkt die Darmbarriere

Diese Farbenlehre ist die perfekte funktionelle Information: Je bunter dein Teller, desto größer die Chance, dass du dein Immunsystem, dein Mikrobiom und deine Zell-Resilienz gezielt stärkst. In einer Zeit, in der Entzündungsprozesse, neurodegenerative Veränderungen und metabolische Dysbalancen leise, aber wirksam im Hintergrund wirken, ist genau das ein echter Hebel.

Kennst du schon das biologische Training?

Dr. Rob Knight, ein führender Mikrobiom-Forscher aus den USA, hat das 30-Pflanzen-Konzept geprägt. Vielleicht hast du schon im Podcast davon gehört, wer 30 oder mehr verschiedene pflanzliche Lebensmittel pro Woche isst, fördert eine vielfältige Darmflora. Diese Vielfalt stärkt das Immunsystem, reguliert Entzündungen, stabilisiert den Blutzucker und unterstützt die Stimmung. Nichts Neues, aber so wichtig, dass ich es hier nochmal betonen möchte – gerade für deine Gesundheit in der Postmenopause. Denn hinter der scheinbaren Abwechslung steckt ein gezieltes Training für die Billionen Mikroorganismen, die dich besiedeln. Für sie ist jede neue Pflanzenart eine Art Lernimpuls. Neue Ballaststoffe, andere sekundäre Pflanzenstoffe, spezielle Bitterstoffe oder Polyphenole – all das bewirkt, dass sich dein Mikrobiom anpasst, breiter aufstellt, flexibler wird. Mit jeder neuen pflanzlichen Erfahrung wird dein inneres Ökosystem belastbarer, anpassungsfähiger.

Oder, wie Charles Darwin es formuliert hätte: Nicht der Stärkste überlebt, sondern der, der sich am besten an Veränderungen anpassen kann. Und genau das trifft auf dein Mikrobiom zu. Es ist eine lernende Gemeinschaft. Und du fütterst sie mit Erfahrungen, jeden Tag. Gerade mit Blick auf die Zukunft, in der wir mit höheren Temperaturen, neuen Krankheitserregern und schnellen Umweltveränderungen konfrontiert sein werden, ist ein anpassungsfähiges Mikrobiom essenziell. Besonders für ältere Menschen und Frauen ab der Postmenopause, deren Immunsystem naturgemäß schwächer wird, ist ein widerstandsfähiges, lernfähiges Mikrobiom ein echter Überlebensvorteil. Es ist dein biologisches Frühwarnsystem und gleichzeitig deine stärkste Anpassungsreserve. Das Schöne: Du kannst sofort loslegen, mit viel Pragmatismus und Freude am Essen. Wir nutzen dafür die 90-5-30-Formel:

DER TELLER. Die Grundlage jeder Mahlzeit ist der 90/10-Ansatz: 90% pflanzlich – bunt, vielfältig, funktionell. Zehn Prozent offen für Lieblingsspeisen oder Ausnahmen. Das bringt Flexibilität und Leichtigkeit in deinen Alltag.

FÜR DEN GANZEN TAG GILT: Iss den Regenbogen. Also, über den Tag verteilt Lebensmittel in fünf verschiedenen Farben, denn Vielfalt in der Farbe bedeutet Vielfalt an Pflanzenstoffen.

FÜR DIE WOCHE: Ziel sind 30 verschiedene pflanzliche Lebensmittel pro Woche.

Wie das in deinem Alltag aussehen kann? Welche Pflanzen du zählen darfst? Und wie du Vielfalt organisierst, ohne dass dein Wocheneinkauf zum Vollzeitjob wird? Genau das erfährst du im 4-Wochen-Longevity-Plan (S. 175). Außerdem liefere ich dir auch die passenden Rezepte dazu: pflanzlich, bunt, vielfältig, faserstoffreich und natürlich richtig lecker (S. 121).

Takeaway: Einfach essen – für ein gutes Leben

Ernährung muss kein Rätsel sein. Wir machen es uns nicht kompliziert, sondern konsequent einfach und genussvoll. Kein Kalorienzählen, kein Verzicht auf Fett oder Kohlenhydrate, kein Dogma. Stattdessen: Fülle,

Die 90-5-30-Formel

90 %
PFLANZLICHE
Lebensmittel pro Mahlzeit

Montag
Dienstag
Mittwoch
Donnerstag
Freitag
Samstag
Sonntag

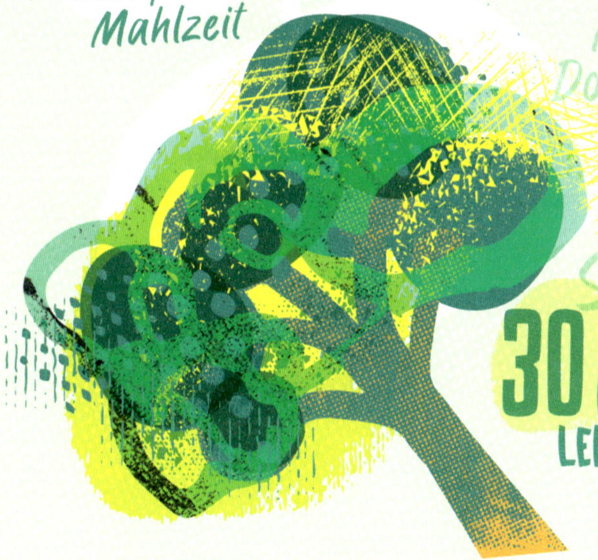

30 PFLANZLICHE LEBENSMITTEL
pro Woche

5 FARBEN
pro Tag

Selfcheck

Stell dir vor, dein Darm ist ein WG-Mitbewohner

Du lebst mit ihm – 24/7. Er arbeitet still im Hintergrund, verarbeitet alles, was du ihm servierst, sorgt für Stimmung, Energie und Wohlbefinden. Aber: Wie gut behandelst du ihn eigentlich? Mach diesen Selfcheck als kleine Rollenanalyse deines Darms.

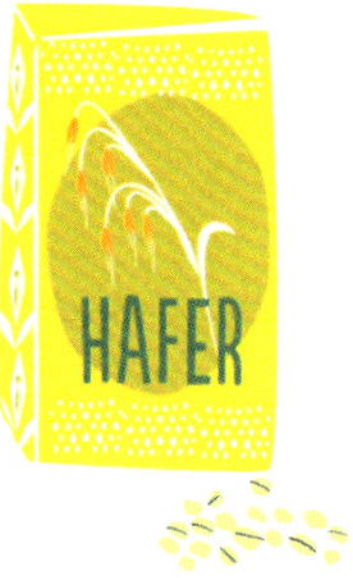

Wie startet ihr in den Tag?

Er hat morgens Hunger. Du servierst ihm morgens ein Frühstück mit Haferflocken, frischem Obst und Nüssen. Er lächelt munter und zufrieden: Dein Darm fühlt sich gesehen.

Oder:

Er mag morgens noch Ruhe. Doch du schüttest einen schnellen Kaffee und eine Zimtschnecke hinein, und er muss irgendwie mitmachen: Er denkt: »Na toll, wieder auf leeren Magen ins Büro.«

Wie bunt ist euer Alltag?

Dein Kühlschrank ist ein Regenbogen: Paprika, Brokkoli, Blaubeeren, Karotten, Linsen: Dein Darm: »Yes, Party im Mikrobiom.«

Oder:

Weißbrot, Käse, ein bisschen Wurst, vielleicht ein Joghurt aus dem Kühlregal: Dein Darm seufzt: »Schon wieder monotones Einerlei.«

Wie oft bekommt er Überraschungspost?

Du schickst ihm regelmäßig fermentierte Grüße: Sauerkraut, Joghurt, Kombucha: Dein Darm tanzt: »Probiotika! Meine Lieblingsgäste.«

Oder:

Du erinnerst dich gar nicht mehr, wann du zuletzt etwas Fermentiertes gegessen hast: Dein Darm: »Allein zu Haus.«

Wie läuft die Kommunikation?

Du nimmst dir Zeit fürs Essen, bewegst dich: Dein Darm arbeitet mit dir, nicht gegen dich.

Oder:

Du snackst zwischen Türen, hetzt durchs Leben: Dein Darm: »Können wir mal reden? Ich fühl mich ignoriert.«

Fazit:

Wie steht es um eure Beziehung?

Wenn du beim Lesen öfter schmunzeln oder schlucken musstest, super. Genau darum geht es: Du bist in Kontakt mit dir. Gib dem Darm, was er braucht, und das Leben wird sich leichter anfühlen.

Farbe, Vielfalt. Im Zentrum steht unser Darm – denn hier beginnt Gesundheit. Was ihn nährt, nährt uns: pflanzliche Vielfalt, saisonale Lebensmittel, regionale Frische. Erdbeeren im Sommer, Wurzelgemüse im Winter. Unser Körper liebt diesen Rhythmus und belohnt uns mit Energie, Lebensfreude und Langlebigkeit. Essen darf leicht sein. Und gleichzeitig kraftvoll. Genauso machen wir es hier.

Die Power von Ernährung – konkret und spürbar

Fünf Benefits pflanzenbasierter, vielfältiger Ernährung stärken deine Gesundheit langfristig:

1. **Bessere Stimmung dank Darm-Hirn-Achse:** Der Darm produziert bis zu 90 % des Serotonins, unseres »Wohlfühlhormons«. Ein gestörtes Mikrobiom kann die Stimmung kippen, denn der Darm schickt Informationen direkt ans Gehirn, basierend auf dem, was wir essen. Wer ballaststoffreich und pflanzlich isst, stärkt sein Mikrobiom und damit seine psychische Stabilität.
2. **Gesundes Gewicht durch bakterielle Balance**: Zwei bakterielle Schlüsselakteure: Bacteroidetes und Firmicutes. Überwiegen Firmicutes, wird mehr Energie aus der Nahrung gezogen: Übergewicht ist häufig die Folge. Das Mikrobiom lässt sich durch Ernährung gezielt beeinflussen. Wichtig: Der Darm speichert das »Gewichtsgedächtnis« etwa sechs Monate lang. Langsames Abnehmen ist daher wirksamer und nachhaltiger.
3. **Hormonbalance durch das Östrobolom:** Auch in der Postmenopause kann es zu einer relativen Östrogendominanz kommen. Ausgelöst durch ein aus dem Gleichgewicht geratenes Östrobolom, jenes bakterielle Netzwerk im Darm, das für den

Die Power von Ernährung

konkret und spürbar

Bessere Stimmung

dank Darm-Hirn-Achse

Hormonbalance

durch das Östrobolom

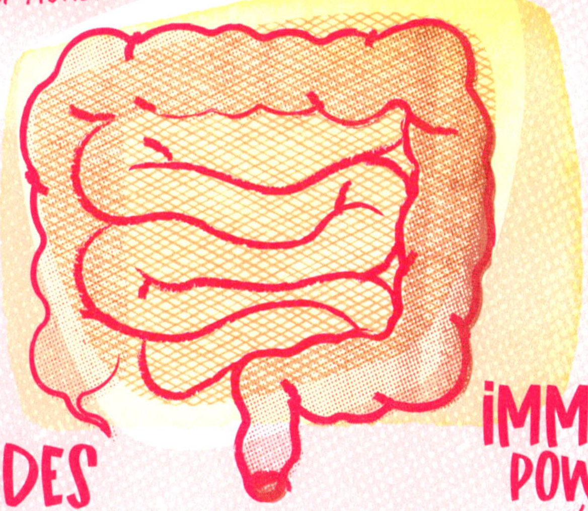

Gesundes Gewicht

durch bakterielle Balance

Immun-Power

und Entzündungshemmung

Ein gesunder Darm

schützt das Herz

Abbau und die Regulierung von Östrogen zuständig ist. Problematisch sind vor allem Xeno-Östrogene, körperfremde Hormone aus verarbeiteten Lebensmitteln, Verpackungen oder Kosmetik. Werden sie nicht effizient abgebaut, gelangen sie erneut in den Kreislauf. Mögliche Folgen: Hitzewallungen, Stimmungsschwankungen oder hartnäckige Gewichtszunahme. Eine pflanzenbasierte, ballaststoffreiche Ernährung – möglichst in Bioqualität – kann das Östrobolom entlasten, die körpereigene Entgiftung fördern und so helfen, hormonelle Dysbalancen sanft auszugleichen.

4. **Immunpower und Entzündungshemmung:** 80 % des Immunsystems sitzen im Darm. Ein ausgewogenes Mikrobiom verhindert stille Entzündungen, jene chronischen Prozesse, die hinter vielen Krankheiten wie Diabetes, Rheuma oder Hautproblemen stecken. Ballaststoffe, fermentierte Lebensmittel und bunte Pflanzenstoffe stärken die Darmbarriere und halten das Immunsystem in Balance.

5. **Wenn der Darm das Herz schützt:** Eine pflanzenreiche Ernährung tut nicht nur deinem Darm gut, sie schützt auch dein Herz. Das ist besonders relevant für Frauen ab 50, denn in der Postmenopause steigt ihr Risiko für Herz-Kreislauf-Erkrankungen deutlich an. Ein Grund: Bestimmte Darmbakterien wandeln tierische Fette in TMAO (Trimethylamin-N-oxid) um – ein Stoff, der Entzündungen fördert, die Gefäße angreift und Arteriosklerose begünstigt. Wer dagegen überwiegend pflanzlich isst, produziert messbar weniger TMAO und senkt so auf natürliche Weise das Risiko für Herzinfarkt und Schlaganfall. Ein starkes Zusammenspiel von Ernährung, Mikrobiom und Gefäßgesundheit.

Petras Lifehacks

Neugierig, nährend, natürlich

Ich bin ein offener Mensch, probiere gern Neues aus. Das macht es mir leicht, beim Essen spielerisch zu bleiben und trotzdem nährend sowie ausgewogen zu wählen. Was mir guttut, darf auch richtig gut schmecken. Hier findest du acht Lifehacks, die meine Freude am Essen lebendig halten und vielleicht auch deine Lust aufs Ausprobieren wecken:

1. Brokkoli? Einfach reinbeißen!

Ja, du hast richtig gelesen. Manchmal esse ich Brokkoli wie einen Apfel – roh und pur. Warum? Beim Kauen entstehen Glucosinolate, sekundäre Pflanzenstoffe mit stark antioxidativer Wirkung. Sie unterstützen die körpereigene Entgiftung und können Entzündungen hemmen. Mein Tipp: Frisch, bio und gut gewaschen, dann einfach herzhaft zubeißen!

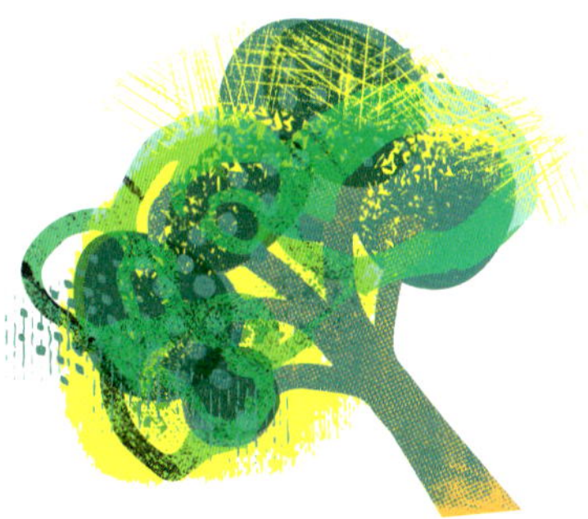

2. Brot ist kein Tabu – wenn es echter Sauerteig ist

Viele Frauen in der Lebensmitte denken: Brot? Lieber nicht mehr. Mein Tipp als Ernährungswissenschaftlerin: echtes Sauerteigbrot, nur aus Mehl, Wasser und Salz. Keine Zusatzstoffe, kein Blähbauch, kein schlechtes Gewissen. Und wenn ich dann noch frisches Sauerkraut drauflege – unpasteurisiert, lebendig, mit Schnittlauch – wird daraus eine richtige Wohltat. Fermentiertes auf Fermentiertes, so passt Brot wieder in dein Leben. Mit Genuss. Ganz ohne Reue.

3. Batch Cooking: Kochen auf Vorrat – nicht auf Verdacht

Beim Meal Prep werden komplette Gerichte für mehrere Tage vorbereitet und oft isst man dann tagelang dasselbe. Praktisch, aber nicht so meins. Beim Batch Cooking hingegen bereite ich Grundzutaten wie Getreide, Hülsenfrüchte oder Kartoffeln vor und kombiniere sie später frisch und flexibel. So bleibt alles abwechslungsreich und matscht nicht durch. Pluspunkt: Durch das Abkühlen entsteht resistente Stärke, so füttert man zugleich unsere guten Darmbakterien.

4. Erde unter den Fingernägeln? Gesund!

Ich bin Abonnentin bei einem Selbsterntehof. Dort grabe ich mit den Händen in der Erde, ein Mikroben-Boost für mein Immunsystem! Studien zeigen: Der Kontakt mit Bodenbakterien stärkt unser Mikrobiom. Wenn du keinen Hof in der Nähe hast, vielleicht passt ein Hochbeet auf deinen Balkon?

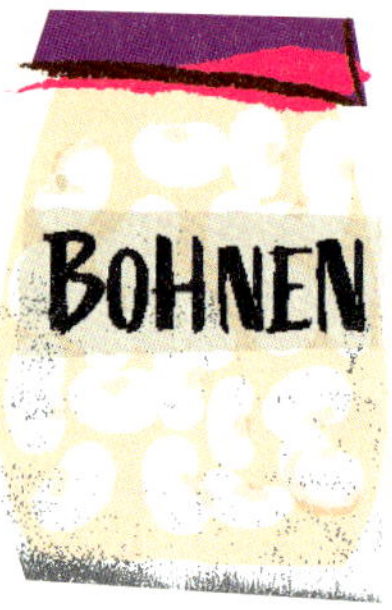

5. Meine feine Vorratsboutique – gesund statt süß

Keine Candybar bei mir, dafür meine ganz persönlichen Genuss-Schubladen. In schönen Gläsern warten Nüsse, Gewürze, Hülsenfrüchte, Trockenfrüchte, Tees und Kräuter. Wenn ich die Schubladen aufziehe, ist das wie ein Blick in meine kleine Edelboutique: sorgfältig sortiert, appetitlich, voller Möglichkeiten. Mein Tipp: Wer Vielfalt sichtbar macht, greift öfter zu den guten Dingen.

6. Heilkräuter – meine grünen Freundinnen

Im Gartencenter hole ich mir Heilkräuter wie Frauenmantel oder Brennnessel. Die wachsen auch auf dem Balkon! Frauenmantel ist ein uraltes Frauenkraut, es stärkt unsere Mitte und ist essbar. Und dann gibt es da noch meine kleinen Lieblingsbotinnen: das Gänseblümchen. Ich sammle sie im geschlossenen Zustand, friere sie ein und gebe sie später auf eine warme Suppe. Dort öffnen sie sich wie von Zauberhand, ein echter Hingucker. Und: Gänseblümchen sind nicht nur hübsch, sie gehören zu den Heilpflanzen. Sie wirken leicht entgiftend, stärken und machen einfach gute Laune.

7. Grünzeug im Winter? Sprossenzeit!

Wenn draußen alles grau ist, ziehe ich drinnen Keimlinge und Microgreens. Besonders Brokkolisprossen sind kleine Nährstoffbomben. Sie enthalten extrem viele Glucosinolate. Auch Sonnenblumen- oder Alfalfa-Sprossen sind tolle Vitalstofflieferanten. Es macht Spaß, dem kleinen Garten auf der Fensterbank beim Wachsen zuzusehen.

8. Immer dabei: mein Studentenfutter 2.0

Ob in der Bahn, beim Wandern oder im Alltag, ich habe immer eine Tüte selbst gemischtes Studentenfutter dabei. Nüsse, Saaten, Trockenfrüchte, je nach Lust und Laune. Es hält satt, liefert gute Fette und pflanzliches Eiweiß. Im Rezeptteil findest du meine persönliche Mischung (S. 170).

Mein Fazit

Gesund leben heißt nicht verzichten, sondern entdecken, was guttut. Vielleicht inspirieren dich meine Lifehacks ja, deine eigenen kleinen Rituale zu entwickeln. Und wenn du das nächste Mal Brokkoli siehst – denk an mich.

Wann essen: dein Kompass im Alltag

Stell dir zwei Gruppen von Frauen vor. Beide essen exakt dasselbe: gleiche Kalorien, gleiche Nährstoffe, gleiche Mahlzeiten. Der einzige Unterschied? Die eine Gruppe isst tagsüber, die andere spätabends. Ein kleines Detail? Ganz und gar nicht. Studien zeigen: Die Frauen, die tagsüber essen, verlieren mehr Körperfett, haben stabilere Blutzuckerwerte und schlafen tiefer. Und das, obwohl sie nicht »besser« essen, sondern nur optimal getaktet. Es geht also nicht nur darum, was wir essen, sondern auch wann.

Dahinter steckt ein mächtiger Taktgeber, den wir oft übersehen: unsere innere Uhr – auch zirkadianer Rhythmus genannt (vom Lateinischen circa diem, etwa »rund einen Tag«). Sie beeinflusst weit mehr als unseren Schlaf. Sie steuert unseren Stoffwechsel, unsere Hormonbalance, unser Energielevel – ja sogar, wie jung oder alt wir uns fühlen. Wird dieser Rhythmus gestört, können daraus auf Dauer ernsthafte Erkrankungen entstehen. Die Liste ist lang: Typ-2-Diabetes, Insulinresistenz, chronische Müdigkeit, Entzündungsprozesse, Gewichtszunahme, Bluthochdruck, depressive Verstimmungen und ein erhöhtes Risiko für neurodegenerative Krankheiten.

Aber wie funktioniert dieses System eigentlich? Jede einzelne Zelle in unserem Körper hat ihre eigene kleine Uhr. Gemeinsam bilden sie einen kleinen Uhrenladen in uns. Damit all diese Mini-Zeitgeber im Takt bleiben, braucht es eine zentrale Koordination. Diese findet im Gehirn, im sogenannten Hypothalamus, statt. Diese zentrale Steuerung ist Teil eines spannenden Forschungsfelds: der Chronobiologie, also der Wissenschaft von der Zeit in unserem Körper. Doch woher weiß der Körper, wie spät es ist? Die Antwort: Er verlässt sich auf äußere Hinweise. Zwei davon sind besonders wichtig: Licht und Nahrung. Wenn wir also unsere Mahlzeiten im Einklang mit unserer inneren Uhr zu uns nehmen, kann das weitreichende Effekte haben. Wir schlafen besser. Unser Stoffwechsel arbeitet effizienter. Wir fühlen uns wacher, leichter – einfach mehr bei uns.

Wenn Müdigkeit zur Normalität wird

Ab der Postmenopause verändern sich die Regeln unseres Körpers. Unser Schlaf wird oft leichter, unterbrochener. Die Fähigkeit, den Blutzucker stabil zu halten, nimmt ab. Heißhunger, Stimmungsschwankungen, ein träger Verdauungstrakt – all das kann zum Alltag gehören. Das Problem: Wir gewöhnen uns daran. Und genau hier kommt ein Begriff ins Spiel, den du dir merken solltest: Baseline Resetting. Unser Körper passt sich an das an, was regelmäßig geschieht. Auch an Müdigkeit. An Blähbauch. An Vergesslichkeit. An die diffuse Erschöpfung, die wir irgendwann einfach »normal« nennen. Doch dieses »Normal« ist oft nichts anderes als ein neuer, ungünstiger Grundzustand. Einer, der uns Lebensqualität nimmt – still und schleichend.

Die gute Nachricht lautet: Dieser Zustand ist nicht unser endgültiges Schicksal. Wir können unsere Energie, unsere Leistungsfähigkeit zurückerobern. Indem wir unserem Körper wieder das geben, was er braucht: Rhythmus, Klarheit. Die richtigen Reize zur richtigen Zeit. Essen spielt dabei eine zentrale Rolle. Denn Nahrung ist nicht nur Energiequelle – sie ist auch Information. Jede Mahlzeit sendet ein Signal an unsere innere Uhr: »Jetzt ist Tag.« Oder eben: »Jetzt ist Nacht.« Wenn wir spät essen, stören wir diesen Takt. Der Körper bleibt im Arbeitsmodus, obwohl er längst regenerieren sollte. Folge: Wir schlafen unruhiger, nehmen leichter zu, und fühlen uns morgens wie gerädert. Schlaf ist unser wichtigstes Regenerationstool und Ernährung eine zentrale Stellschraube, um ihn zu schützen.

Wissen, das wirkt:
Frauen und Männer – zwei innere Uhren, zwei Takte

Die innere Uhr von Frauen tickt anders als die von Männern. Sie ist sensibler, reagiert stärker auf Licht und verschiebt sich früher in den Abend. Frauen werden eher müde, wachen früher auf und brauchen im Schnitt etwa 20 Minuten mehr Schlaf. Nach der Menopause verändert sich dieser Rhythmus noch einmal. Einerseits wirkt die hormonelle Umstellung direkt auf die innere Uhr. Andererseits wird der Hypothalamus – der Teil des Gehirns, der auf Licht reagiert – mit den Jahren lichtunempfindlicher, fast so, als würde er kurzsichtig werden. Der klare Unterschied zwischen Tag und Nacht verschwimmt, der Rhythmus verliert an Stabilität und darf sich neu einpendeln.

Gerade in dieser Lebensphase sind Frauen anfälliger für Schlafstörungen. Ein unruhiger Schlaf wirkt sich jedoch weit über die Müdigkeit am nächsten Tag hinaus aus: Die nächtlichen Regenerationsprozesse laufen weniger effektiv, Entzündungsprozesse können leichter angestoßen werden und der gesamte Alterungsprozess wird beschleunigt. Hinzu kommt: Schlafmangel macht hungrig – wer zu wenig schläft, greift häufiger zu Snacks und tut sich schwerer, das Gewicht zu halten. All das zeigt, wie zentral guter Schlaf für Gesundheit, Energie und ein vitales Altern ist. Frauen in der zweiten Lebenshälfte leben somit chronobiologisch in einem ganz eigenen Rhythmus – und dürfen ihn achtsam schützen und pflegen.

So wird spätestens ab dem fünfzigsten Lebensjahr das Timing unserer Mahlzeiten zum stillen Gesundheitsfaktor. Es geht nicht darum, streng oder dogmatisch zu leben. Es geht darum, den eigenen Rhythmus wieder zu spüren. Und sich freundlich daran zu erinnern: Mein Körper ist auf Tag programmiert, nicht auf Mitternachtssnacks. In diesem Kapitel schauen wir deshalb genau hin: Wann ist die beste Zeit zu essen? Wie oft am Tag macht es Sinn? Und was sollten wir lieber morgens als abends zu uns nehmen? Es geht um kleine Entscheidungen mit großer Wirkung. Denn unsere innere Uhr wartet nicht. Aber sie lässt sich immer wieder neu einstellen. Für mehr Energie, besseren Schlaf und ein gutes Gefühl im eigenen Körper. Nicht nur für heute. Sondern auch für morgen, übermorgen und die Jahre, die vor uns liegen.

Morgens wie ein Kaiser? Vielleicht.

Vielleicht kennst du den Spruch: »Morgens wie ein Kaiser, mittags wie ein König, abends wie ein Bettler.« Aber wie viel davon gilt heute noch, vor allem für uns Frauen in der Lebensmitte oder darüber hinaus?

Fest steht: Dein Körper folgt einem ganz bestimmten Tagesrhythmus. Und dieser Rhythmus betrifft nicht nur deinen Schlaf, sondern auch deine Verdauung, deine Hormone und deinen Stoffwechsel. Morgens laufen zentrale Stoffwechselprozesse an. Zwei Hormone sind dabei besonders aktiv: Cortisol, das dich wach macht, deine Leistungsfähigkeit steigert und dich in Bewegung bringt, sowie Leptin, das Sättigungshormon, das deinem Körper signalisiert, dass Energie vorhanden und keine Nahrungszufuhr nötig ist. Das erklärt auch, warum viele Frauen morgens gar keinen echten Hunger spüren, obwohl sie glauben, sie müssten etwas essen.

Tatsächlich basiert dieser Glaube häufig auf Studien, die nicht ganz unabhängig entstanden sind. Viele der klassischen Empfehlungen zum Frühstücken wurden von der Lebensmittelindustrie finanziert, insbesondere von Frühstücksherstellern. Das sollte man wissen, wenn man sich fragt: Brauche ich wirklich gleich nach dem Aufwachen etwas zu essen? Die Antwort ist ganz einfach: nicht unbedingt. Dein echtes Hungergefühl ist der ehrlichste Ratgeber. Deshalb ist es oft ein guter Impuls, den Tag mit Bewegung zu beginnen. Vielleicht ein kleiner Spaziergang, sanftes Dehnen oder einfach ein paar bewusste Minuten mit dir selbst. Achtsamkeit statt Appetit. Und manchmal ist Frühstück eben gar nicht nötig oder erst später am Vormittag. Wenn du dann isst, ist es gut zu wissen: Am Vormittag ist dein Körper besonders insulinempfindlich. Das heißt, er kann Zucker aus der Nahrung besonders effizient verarbeiten. Sobald du also eine Hauptmahlzeit am Vormittag oder gegen Mittag zu dir nimmst, kann dein Stoffwechsel damit gut umgehen. Wichtig ist: nicht aus Gewohnheit essen, sondern aus echtem Hunger. Die Forschung zeigt, ob ein Frühstück sinnvoll ist, ist sehr individuell. Wenn du morgens Appetit hast, iss. Wenn nicht, ist das genauso in Ordnung. Essen auf Vorrat war gestern. Dein Körper will heute gehört werden.

Noch ein spannender Punkt: Leptin ist ein Hormon, das deinem Körper signalisiert: Du bist satt, du hast genug, du kannst loslegen. Am Morgen gibt es das Startsignal, um in den Tag zu kommen. Doch mit zunehmendem Alter lässt die Wirkung dieses Signals bei Frauen oft nach. Viele Frauen starten schwer in den Tag, fühlen sich antriebslos, haben später Heißhunger. Dahinter steckt häufig eine Leptinresistenz. Der Körper produziert zwar Leptin – oft sogar zu viel – aber die Zellen reagieren nicht mehr darauf. Das Sättigungsgefühl bleibt aus. Und so isst man mehr, als der Körper braucht. Nicht aus Schwäche, nicht aus fehlender Disziplin, sondern weil das Signal nicht mehr ankommt. Auch der körpereigene Rhythmus spielt hier mit: Zu häufiges Essen, unregelmäßige Mahlzeiten oder spätes Snacken bringen Leptin aus dem Takt, der natürliche Sättigungsimpuls gerät aus dem Gleichgewicht. Ein Teufelskreis, der sich langsam aufbaut. Doch wenn du die Ursache kennst, kannst mit Verständnis für deinen Körper gegensteuern.

Das Mittagessen – dein unterschätzter Energie-Anker

Wenn es um gesunde Ernährung und Energie geht, übersehen wir oft das Mittagessen. Dabei ist genau das die Mahlzeit, auf die es ankommt. Dein Dünndarm, also der Teil deines Verdauungstrakts, der für die Nährstoffaufnahme verantwortlich ist, läuft zwischen 13 und 15 Uhr zur Hochform auf. Dein Körper ist darauf programmiert, zu dieser Zeit optimal zu verdauen und aufzunehmen. Ein bewusstes, sättigendes Mittagessen unterstützt nicht nur deinen Blutzucker, sondern stabilisiert auch deinen Hormonhaushalt. Gerade in der Postmenopause kann das einen großen Unterschied machen: Weniger Heißhunger, mehr Energie, ein ruhigerer Nachmittag. Leider ist genau diese Mahlzeit bei vielen zur Nebensache geworden: schnell, zwischendurch, oft vergessen. Dabei ist sie der eigentliche »Kaiser« in deinem Tagesablauf. Nimm dir also bewusst Zeit fürs Mittagessen. Es lohnt sich, körperlich und emotional.

Abends: Ruhe, Reinigung, Regeneration

Am Abend fährt dein gesamter Stoffwechsel herunter. Deine Darmbakterien ziehen sich in die Schleimhaut zurück, dein Körper schaltet auf Reparatur, Reinigung und Regeneration. Das gilt auch für dein Gehirn: Es beginnt, sich von den Eindrücken des Tages zu entlasten, Zellmüll abzubauen, sich selbst zu reinigen. Das alles funktioniert besser, wenn du deine letzte Mahlzeit nicht zu spät einnimmst und sie nicht zu schwer ist. Ideal ist ein Zeitfenster zwischen 16 und 19 Uhr – was genau passt, hängt auch davon ab, wann du schlafen gehst. Danach beginnt deine innere Nachtarbeit, und dabei sollte dein Körper nicht mehr mit Verdauen beschäftigt sein.

Übrigens: abends sind wir am wenigsten insulinempfindlich. Wer spät isst – vor allem süß oder kohlenhydratreich – riskiert einen erhöhten Blutzucker über Stunden. Gerade in dieser Lebensphase, in der sich das Risiko für Diabetes, Gewichtszunahme und chronische Krankheiten erhöht, lohnt es sich doppelt, den Abend zur Erholung und nicht zur Belastung zu nutzen.

Wissen, das wirkt: die reinigende Wirkung des Schlafs

Viele Frauen kennen es: Der Schlaf wird leichter, unruhiger und oft zur Geduldsprobe. Doch gerade nachts passiert Erstaunliches. Während du ruhst, läuft im Hintergrund ein Reinigungsprogramm. Dein Gehirn schrumpft seine Zellen ein wenig, damit Platz entsteht für einen regelrechten Abtransport von Abfallstoffen.

Das sogenannte glymphatische System funktioniert wie eine innere Waschstraße: Giftstoffe, überschüssige Mikronährstoffe und Stoffwechselreste werden ausgespült. Diese nächtliche Tiefenreinigung schützt nachweislich vor Erkrankungen wie Demenz. Gleichzeitig reguliert regelmäßiger Schlaf unseren Hormonhaushalt: Der Cortisolspiegel sinkt abends, steigt morgens sanft wieder an. Das stabilisiert den Stoffwechsel, die Darmflora und sogar das Gewicht. Und das Beste? Schon ruhiges Liegen unterstützt diesen Prozess.

Es braucht keine Perfektion – nur Rhythmus: Zur gleichen Zeit ins Bett gehen, zur gleichen Zeit aufstehen. Dein Körper liebt Gewohnheit. Und du hilfst ihm damit, sich Nacht für Nacht zu erneuern.

Drei Mahlzeiten. Keine Snacks. Punkt.

Starte ab heute mit drei festen Mahlzeiten am Tag, ohne Zwischenmahlzeiten. Keine Nüsse zwischendurch, kein Apfel am Schreibtisch, kein Joghurt nachmittags. Dein Körper braucht Pausen. Verdauung ist Schwerstarbeit. Und sie braucht vor allem eines: Zeit. Falls du denkst: »Das schaff ich nie!« Bleib ganz entspannt. Es geht nicht um Perfektion, sondern um einen Weg, der zu dir passt. Das ist dein Ziel und wie du da hinkommst und es ganz konkret umsetzen kannst, schauen wir uns in Ruhe gemeinsam im Kapitel zum Wann-essen-Journal an (S. 184).

Plane klare Essenszeiten: Frühstück – wann du es brauchst. Mittagessen – immer. Abendessen – spätestens um 19 Uhr beendet. Danach beginnt deine nächtliche Fastenzeit. Mindestens 12, besser 14 bis 16 Stunden. Nur so kommt dein Stoffwechsel in den Regenerationsmodus. Zwölf bis 16 Stunden Nachtfasten gelten heute als ideal. Die gute Nachricht: Ein früheres Abendessen, zum Beispiel zwischen 17 und 19 Uhr und ein spätes Frühstück am nächsten Tag, und du bist schon mittendrin. Du musst nicht hungern. Du musst nur deinem Körper die Zeit geben.

Warum das so wichtig ist? Hier nur zwei Punkte (es gibt viel mehr Gründe): Erstens, wenn du zu oft isst, produziert dein Körper nicht genug Magensäure. Das Essen wird nicht richtig aufgeschlossen. Vor allem Eiweiß – insbesondere tierisches – gelangt unverdaut in den Dickdarm. Dort beginnt es zu faulen. Und das führt zu Entzündungen. Zweitens, gleichzeitig verliert dein Dünndarm die Chance, sich zu erholen. Seine Schleimhaut ist hauchdünn, wie Seidenpapier. Sie braucht zwischendurch immer wieder Ruhe, nicht Dauerbelastung. Und noch etwas: Viele sprechen vom Intervallfasten und essen dann abends um 23 Uhr und das nächste Mal erst 16 Stunden später. Aber genau das ist nicht die Idee. Wir fasten nachts, weil dein Körper in dieser Zeit aufräumt, entgiftet, regeneriert. Wenn du zu spät isst, störst du genau diese Prozesse. Es geht also nicht nur darum, wie lange du nichts isst, sondern wann. Oft kommt auch als Argument: »Die Südländer essen doch auch spät.« Stimmt. Aber da geht es ums Was, nicht ums Wann. Die berühmte Mittelmeerkost ist gesund, keine Frage. Aber spätes Essen bleibt trotzdem keine gute Idee.

Selfcheck

Wie tickst du? Finde deinen Chronotyp

Wann fühlst du dich wach, wann brauchst du Ruhe? Und: Wann ist dein Körper bereit zu essen und wann nicht? Unser zirkadianer Rhythmus gibt einen klaren Rahmen vor. Doch innerhalb dieses Rahmens gibt es Spielräume. Denn wir sind nicht alle gleich. Der sogenannte Chronotyp beschreibt deine persönliche innere Taktung. Er bestimmt, wann dein Körper wach, hungrig, leistungsfähig oder müde ist. Gerade in der Lebensmitte verändert sich oft das Tempo. Was früher funktioniert hat, passt plötzlich nicht mehr. Schlaf wird leichter, Energie kommt später oder ist nicht gleichmäßig da. Und genau darum lohnt sich ein Blick auf deinen Chronotyp, damit du besser spürst, wann dein Körper Nahrung, Aktivität oder Ruhe braucht. Der folgende Test hilft dir, deinen Ess-Rhythmus herauszufinden. Beantworte die folgenden Fragen, was auf dich überwiegend zutrifft, zählt.

1. Wann wachst du ohne Wecker auf, auch am Wochenende?

- (A) Zwischen 5 und 6:30 Uhr
- (B) Zwischen 6:30 und 8 Uhr
- (C) Nach 8 Uhr

2. Wann fühlst du dich am konzentriertesten?

- (A) Direkt am frühen Vormittag
- (B) Gegen Mittag
- (C) Erst am späten Nachmittag

3. Hast du morgens Hunger?

- (A) Ja, ich brauche mein Frühstück
- (B) Manchmal, aber nicht direkt
- (C) Nein, ich könnte gut bis Mittag fasten

4. Wann fällt es dir am leichtesten, Sport zu machen?

- (A) Vor 10 Uhr
- (B) Am frühen Nachmittag
- (C) Am Abend

5. Wann wird deine Energie oft weniger?

- (A) Ab 15 Uhr
- (B) Ab 17 Uhr
- (C) Ich laufe erst ab 18 Uhr zur Hochform auf

6. Wann ist dein ideales Abendessen?

- (A) Zwischen 17 und 18 Uhr
- (B) Zwischen 18 und 19:30 Uhr
- (C) Später als 20 Uhr

Auswertung

Zähle nun, welcher Buchstabe am häufigsten vorkommt:

Mehr A: Der klassische Frühtyp Du bist morgens schnell wach, brauchst ein Frühstück, um in Schwung zu kommen, und bist vormittags am leistungsfähigsten. Abends fährt dein System früh herunter. Für dich passt ein Frühstück gut, achte auf Ballaststoffe und starte doch mal mit Gemüse. Im Rezeptteil findest du ein Gemüse-Müsli-Rezept (S. 131). Das Abendessen sollte leicht und früh sein.

Mehr B: Der flexible Mischtyp Dein Rhythmus liegt irgendwo dazwischen. Du kannst morgens essen, musst aber nicht. Wichtig ist für dich ein gutes, sättigendes Mittagessen. Das stabilisiert dich. Abends funktioniert eine kleine Mahlzeit, aber nicht zu spät. Probiere bewusst aus, was dir wann guttut.

Mehr C: Der Spättyp Du kommst später in Fahrt. Frühstück brauchst du kaum, Fasten bis zum Mittag bekommt dir oft gut. Deine Hauptmahlzeit liegt am frühen Nachmittag. Meide abends Kohlenhydrate und schwere Speisen, dein Schlaf könnte sonst leiden. Auch wenn dein Rhythmus anders ist: Respektiere deine innere Nacht und iss vor 19 Uhr.

Und jetzt?

Nutze dein Ergebnis, um bewusster zu essen, nach deinem inneren Takt. Ernährung ist dann am kraftvollsten, wenn sie in deinen Rhythmus passt. Dein Körper gibt dir alle Signale – du musst nur wieder lernen, sie zu hören.

»Müll raus« – wie Zellreinigung den Körper schützt

Wenn du längere Pausen zwischen den Mahlzeiten machst, startet ein zelluläres Reinigungsprogramm: die Autophagie. Sie gilt als eines der wichtigsten Selbstheilungsprinzipien deines Körpers und ist so bedeutend, dass der japanische Zellbiologe Yoshinori Ōsumi für ihre Erforschung 2016 den Medizin-Nobelpreis erhielt. Autophagie ist ein überlebenswichtiger, natürlicher Prozess: Dein Körper recycelt alte Zellbestandteile, baut beschädigte Strukturen ab und nutzt die freigesetzten Bausteine für neue, gesunde Zellen. Ohne diese Pausen bleibt dein Körper in einem ständigen Modus der Belastung. Mit zunehmendem Alter lässt die Autophagie leider nach. Dabei ist sie essenziell für deine Longevity, also dein gesundes, vitales Älterwerden. Je besser die Autophagie funktioniert, desto besser werden geschädigte Zellen repariert, bevor sie Probleme machen. Du kannst diese Zellreinigung jeden Tag aktivieren. Voraussetzung: Der Magen ist leer. Nur dann schalten sich die Reparaturprozesse ein. Nur dann werden auch die Sirtuine – deine Langlebigkeitsenzyme – aktiv. Sie unterstützen die Zellgesundheit, wirken entzündungshemmend, schützen dein Erbgut:

- Sirtuine verbessern die Effizienz deines Energiestoffwechsels, indem sie die Fettoxidation ankurbeln.
- Sie erhöhen die Insulinsensibilität, was deinem Körper hilft, besser mit Zucker umzugehen.
- Sie stärken die zelluläre Stressantwort. Das macht deine Zellen robuster gegenüber äußeren Einflüssen. Ein echter Vorteil, gerade für Frauen 50 plus in einer Welt, die ständig in Bewegung ist.

Klingt gut, oder? Und das Beste: Du kannst über deine Ernährung aktiv Einfluss darauf nehmen. Zusätzlich zu deinen Esspausen gibst du deinem Körper gezielt Unterstützung durch bestimmte Lebensmittel, die das Langlebigkeitsenzym aktivieren. Brokkoli, Spinat, Grünkohl, Heidelbeeren, Äpfel, Erdbeeren, Olivenöl, Walnüsse und Cashewkerne sind nur einige Beispiele. Im Rezeptteil findest du Inspiration für den Alltag.

Der natürliche Hunger: ein wichtiges Signal

Wenn du jetzt denkst: Aber ich habe doch ständig Hunger, wie soll ich das alles schaffen? – dann atme erst mal durch. Hunger ist nichts Schlechtes. Im Gegenteil. Echter, körperlicher Hunger ist ein hochintelligentes Signal deines Körpers. Er macht dich wach, fokussiert, lebendig. Er bringt deinen Stoffwechsel in Bewegung. Schmilzt Bauchfett. Und ja, Hunger kann sogar Glückshormone freisetzen. Mal ehrlich, wann hast du das letzte Mal wirklich Hunger gehabt? So ein echtes Gefühl im Bauch. Nicht Appetit, nicht »Lust auf etwas«, sondern diesen natürlichen, kraftvollen Hunger, der dich innerlich lebendig macht? Viele Frauen erleben das heute kaum noch. Weil sie den ganzen Tag essen, ohne es wirklich zu merken. Frühstück. Snack. Latte. Mittagessen. Noch ein Snack. Und abends dann, als Belohnung, nochmal etwas Richtiges.

Die moderne Ernährung hat sich in den letzten Jahrzehnten vor allem in einem Punkt verändert: Wir essen zu oft. Dieser Trend des ständigen Snackings hat sich so tief eingebrannt, dass er heute als normal gilt. Dabei überfordern wir unseren Körper damit. Denn jede Mahlzeit – egal wie klein – bringt unseren Stoffwechsel in Bewegung. Er muss verdauen, verarbeiten, reagieren. Und genau da liegt das Problem: Er bekommt keine Pause.

Hunger ist kein Feind, sondern ein biologischer Impuls

Vielleicht kennst du das: Sobald du Hunger spürst, tauchen Gedanken auf wie »Dann werde ich schwach«, »Dann bin ich gereizt« oder »Dann kann ich mich nicht konzentrieren«. Aber: Echter, natürlicher Hunger ist kein Problem. Er ist ein gesunder, uralter Stressor, den dein Körper kennt und schätzt. In der Evolutionsbiologie zählt er zu den natürlichen Herausforderungen, wie Kälte oder Hitze. Dein Organismus hat genau für solche Phasen Programme entwickelt, die stärkend wirken und dich widerstandsfähiger machen. Aber damit diese Prozesse überhaupt greifen können, muss Hunger auch mal wieder zugelassen werden. Nicht unterdrückt mit dem Apfel zwischendurch, dem schnellen Müsli-Riegel oder dem Stück Schokolade. Nur wenn du isst, wenn du wirklich Hunger hast und aufhörst, wenn du satt bist, bringst du deinen Körper zurück in seine natürliche Balance.

Und genau hier beginnt ein spannender Zusammenhang: Vielleicht hast du regelmäßig Lust auf Zucker oder stark verarbeitete Lebensmittel. Das fühlt sich oft ganz normal an, ist aber in Wahrheit ein stiller Hilferuf deiner Zellen. Sie sind nicht wirklich versorgt und fordern deshalb Nachschub. Was du dann isst, ist selten das, was dein Körper wirklich braucht, sondern eher ein Versuch, zellulären Mangel kurzfristig zu überdecken. Echte Sättigung beginnt nicht im Magen, sondern auf Zellebene. Wenn du deinem Körper nährstoffreiche, schonend zubereitete Nahrung gibst, entsteht eine ganz andere Form von Genuss. Nicht das Gefühl, du müsstest auf etwas verzichten. Sondern das Wissen: Ich bin versorgt. Das Verlangen nach Süßem oder ständigem Snacken wird leiser. Und plötzlich wird spürbar, wie sich echter Hunger und ehrliche Sättigung anfühlen. Solange deine Zellen im Mangelmodus sind, ist auch dein Körpergefühl kein verlässlicher Ratgeber. Erst wenn sie das bekommen, was sie brauchen, findest du zurück zu einem natürlichen Essrhythmus. Du spürst: Jetzt habe ich wirklich genug. Nicht aus Vernunft – sondern aus Fülle. Die passenden Rezepte dazu findest du hinten im Rezeptteil. Sie versorgen dich nicht nur mit Genuss, sondern mit genau den Nährstoffen, die deine Zellen nähren und dich wieder mit deinem inneren Rhythmus verbinden.

Jede Mahlzeit entscheidet mit über Entzündungen

Wichtig zu wissen: Mit jeder Mahlzeit – selbst mit der kleinsten – aktiviert sich dein Immunsystem. Das ist zunächst keine schlechte Nachricht, sondern eine ganz normale Reaktion deines Körpers: Er prüft, was da gerade kommt. Ist es sicher? Ist es verträglich? Diese kurze Entzündungsantwort heißt PPIR – postprandiale Entzündungsreaktion. Sie ist an sich ganz natürlich. Doch je häufiger du isst, desto häufiger wird dieser Reiz gesetzt und dein Immunsystem steht dauerhaft unter Strom.

Wer fünf-, sechs- oder siebenmal am Tag isst, zwingt den Körper in einen ständigen Alarmmodus. Die kleinen Entzündungen summieren sich. Leise, chronisch, kaum spürbar und doch wirkungsvoll. Denn sie verbrauchen enorm viel Energie, die dir an anderer Stelle fehlt: Du fühlst dich müde, unkonzentriert, dein Stoffwechsel gerät aus dem Gleichgewicht.

Das Tückische: Diese Entzündungen brennen nicht, sie tun nicht weh und genau das macht sie so gefährlich. Sie schleichen sich ein, unbemerkt, und breiten sich systematisch im Körper aus. Dein Immunsystem bleibt in Dauerbereitschaft. Eine stille Kaskade von Reaktionen beginnt, die im Hintergrund arbeitet, bis sie irgendwann sichtbar wird: in Form von Gefäßveränderungen, Bluthochdruck, Stoffwechselstörungen oder neurodegenerativen Erkrankungen wie Alzheimer. Langfristig gelten diese unterschwelligen Entzündungen als zentrale Ursache für viele unserer heutigen Zivilisationskrankheiten. Herzinfarkt, Schlaganfall, Typ-2-Diabetes – sie alle können auf eine überforderte Immunabwehr zurückgehen. Das bedeutet: Nicht das Fett, nicht der Zucker allein sind die größte Gefahr, sondern die ständige Überforderung eines Systems, das nie zur Ruhe kommt. Mit jeder Mahlzeit entscheidest du also: Willst du dein Immunsystem entlasten oder weiter anfeuern?

Antientzündlich essen – der leckere Gamechanger

Wenn jede Mahlzeit eine Entscheidung ist, dann darf sie auch eine Chance sein. Eine Chance, dein Immunsystem nicht noch weiter zu reizen, sondern es zu entlasten. Stell dir vor, dein Essen wirkt wie eine sanfte Umarmung auf deinen Körper. Es beruhigt, statt aufzuwühlen. Es schenkt dir Kraft, statt Energie zu rauben. Genau das ist die Idee hinter einer antientzündlichen Ernährung. Und keine Sorge, das klingt komplexer, als es ist. Antientzündlich zu essen heißt nicht, stundenlang in der Küche zu stehen oder auf alles zu verzichten, was schmeckt. Es bedeutet: bewusster wählen. Deinem Körper geben, was er kennt und lassen, was ihn überfordert. Denn dein Körper erinnert sich. An Gemüse, Nüsse, Beeren, Hülsenfrüchte, Lebensmittel, die er seit Tausenden von Jahren verarbeitet. Diese vertrauten Nahrungsmittel lösen lediglich eine

Warum Entzündungen deine Energie rauben und Muskeln verschwinden können

Kennst du das: Du willst aktiv sein, aber fühlst dich müde, wie blockiert? Eine häufig übersehene Ursache: chronische, unterschwellige Entzündungen. Davon sind bis zu 95% der Menschen in Industrieländern betroffen. Diese stillen Entzündungen entstehen nicht durch Infekte, sondern durch ständige kleine Reize: zu häufiges Essen, verarbeitete Lebensmittel, Stress, Bewegungsmangel. Das Immunsystem steht dabei dauerhaft unter Strom und das kostet Energie. Dein Körper hat dafür nur eine Lösung: den Sparmodus. Der Grundumsatz sinkt, deine Organe arbeiten langsamer, dein Gehirn bekommt weniger Power. Besonders betroffen: Bindegewebe und Muskulatur.

Muskelabbau durch Inaktivität ist bekannt, aber durch falsche Ernährung? Leider merkst du das oft erst sehr spät: weniger Körperspannung, weniger Kraft, schlechterer Schlaf, mehr Gewicht, obwohl du »gar nicht mehr isst«. Gerade in der Postmenopause ist das ein Thema. Dein Stoffwechsel verändert sich, deine Hormone auch. Was früher leicht fiel, fühlt sich heute schwerer an. Das liegt an deinem Energiezustand. Wenn dein Körper ständig Immunfeuer löschen muss, bleibt keine Energie für Bewegung, Kochen oder Veränderung, wie etwa im Essverhalten. Deshalb ist es wichtig, diese stille Entzündung zu stoppen. Nicht mit Diäten – sondern mit bewussten Pausen zwischen den Mahlzeiten. Mit gesunden Fetten, echten Lebensmitteln und weniger Reizen an den Körper. Denn nur dann kehrt die Energie zurück – in deine Muskeln, in dein Bindegewebe, in dein Denken.

sanfte, kurzzeitige Reaktion aus. Wie ein freundliches »Hallo, schön, dass du da bist«. Ganz anders sieht es bei stark verarbeiteten Produkten aus: industriell hergestellte Snacks, künstliche Fette, überzuckerte Speisen. Für deinen Körper sind sie fremd. Und je fremder der Reiz, desto stärker reagiert das Immunsystem. Die Folge: Entzündungsprozesse, die bis zu sieben Stunden andauern können – nach nur einer Mahlzeit. Wer dann auch noch ständig snackt, hält die Entzündung am Laufen. Leise, chronisch, erschöpfend.

Du kannst das ändern. Schon kleine Schritte haben große Wirkung. Ein Schlüssel dafür liegt in den Fetten, die du verwendest: Hochwertige Omega-3-Fettsäuren, wie sie in Walnüssen, Leinsamen, Avocados und kaltgepresstem Olivenöl vorkommen, wirken entzündungsregulierend, stärken deine Zellmembranen und sogar deine mentale Stabilität. Gleichzeitig lohnt es sich, einen Überschuss an Omega-6-Fettsäuren zu vermeiden, vor allem aus industriell verarbeiteten Ölen wie Sonnenblumenöl oder tierischen Produkten aus Massentierhaltung.

Die kleinen Superhelden in deiner Küche sind Gewürze. Kurkuma kann Schmerzen lindern, Ingwer und Chili bringen Wärme und stärken von innen. Und dann diese pflanzlichen Farbstoffe, Gerbstoffe, ätherischen Öle – Tausende sekundäre Pflanzenstoffe, die noch gar nicht alle erforscht sind: Sie wirken wie natürliche Schutzschilde gegen stille Entzündungen. Antientzündlich zu essen heißt also nicht, kompliziert zu leben, es heißt vielmehr, bewusst zu wählen.

Der Abend ist nicht egal – vor allem nicht für dich

Vielleicht denkst du manchmal: »Wenn ich tagsüber wenig esse, darf ich mir abends doch noch was gönnen.« Verständlich. Aber dein Körper funktioniert nicht nach dem Kalorienrechner, sondern nach einem inneren Rhythmus. Der sagt ganz klar: tagsüber ja, abends lieber nein. Deine Organe arbeiten nicht rund um die Uhr mit gleicher Energie. Vormittags ist dein Körper auf Aktivität, Energieaufnahme und Verdauung eingestellt. Abends hingegen schaltet er in den Ruhemodus und reagiert auf größere Mahlzeiten plötzlich ganz anders. Die Zellen werden insulin-

Wissen, das wirkt:

Omega-3: pflanzliche Power aus dem Meer

Omega-3-Fettsäuren sind essenziell für Herz, Gehirn und Zellen. Besser als Fisch oder Kapseln ist hier Algenöl. Es liefert die wichtigen Fettsäuren DHA und EPA, steht Fischöl in nichts nach und stammt aus kontrollierter, schadstofffreier Zucht. Erhältlich in Kapselform oder als Öl.

Wichtig: Vier Dinge solltest du beachten:

1. **Blutwert checken:** Lass vor der Einnahme und nach einigen Wochen deinen Omega-3-Index bestimmen. So vermeidest du Überdosierungen und mögliche Risiken.
2. **Lebensmittel-Matrix:** Nahrungsergänzungsmittel enthalten isolierte Stoffe, echte Lebensmittel dagegen eine komplexe Struktur aus Zellwänden und Fasern, die sogenannte Lebensmittelmatrix. Sie schützt Nährstoffe, verlangsamt ihre Aufnahme und bringt sie sicher bis in den Dickdarm – dort kann dein Mikrobiom sie nutzen.
3. **Verdauung trainieren:** Natürliche Lebensmittel aktivieren Darmmuskulatur und Vagusnerv – deinen inneren Entspannungsschalter. Mit Nahrungsergänzungsmitteln trainierst du deine Verdauung nicht. Kauen, spüren, verdauen ist ein wichtiges Training für den Körper.
4. **Nicht alles wirkt, wie versprochen:** Neueste Studien zeigen: Omega-3-Kapseln allein schützen vermutlich nicht vor Demenz oder Depression. Das heißt nicht, dass Omega-3 unwichtig ist, doch Nahrungsergänzungsmittel können die Komplexität der menschlichen Biologie nicht abbilden.

resistenter, der Blutzucker steigt stärker an. Es ist fast so, als würdest du dich abends in eine vorübergehende Diabetikerin verwandeln. Vor allem Frauen ab 50 sind betroffen. Denn in dieser Lebensphase ist das Risiko für eine Insulinresistenz deutlich erhöht und mit ihr steigt auch die Gefahr für Entzündungen, Gewichtszunahme und Diabetes Typ 2. Dazu kommt: Ein zu hoher Insulinspiegel am Abend stört die Produktion deines Schlafhormons Melatonin und kann dich um deinen erholsamen Schlaf bringen. Nicht nur das: Auch die nächtliche Ausschüttung von DHEA (die Vorstufe von Testosteron) und Wachstumshormon wird gebremst – zwei wichtige Botenstoffe, die dich vital, regeneriert und leistungsfähig halten. Das alles, nur weil das Timing deiner Mahlzeit nicht zu deinem inneren Rhythmus passt.

Kurz gesagt: Dein Abendessen entscheidet mit darüber, wie gut du schläfst, wie dein Körper regeneriert und wie gesund du langfristig bleibst. Deshalb: Dreh deinen Essensrhythmus einfach um. Die Hauptkalorien gerne bis zur Mittagszeit. Am Abend: Keine Weißmehlprodukte, keine süßen Snacks, keine riesigen Portionen. So bringst du deinen Stoffwechsel in Balance, unterstützt deine Hormone und tust deinem Körper in seiner sensibelsten Phase des Tages etwas richtig Gutes. Fang doch heute Abend damit an. Wie das konkret aussehen kann? Dafür gibt es eine einfache Formel.

Deine Ess-Zeit-Formel: konkret, machbar, wirksam

Meine ESS-ZEIT-Formel ist ganz einfach:

E – Essensstruktur
S – spätestens 19 Uhr
S – sanft essen am Abend

Damit kannst du ganz einfach deine Gesundheit positiv beeinflussen: Strukturiere deine Mahlzeiten so, dass du maximal drei pro Tag zu dir nimmst – ohne Snacks (E). Und nimm die letzte spätestens bis 19 Uhr zu dir (S). Dies sollte eine leichte, kohlenhydrat-smarte Abendmahlzeit sein (S). Wie du das erreichst? Ganz entspannt, Schritt für Schritt. Im Kapi-

Selfcheck

Dein Bauch spricht mit, hör auf ihn

Miss deine Taille. Sie ist dein Frühwarnsystem, einfach, zuverlässig und ganz ohne Hightech. Nimm ein Maßband und leg es locker auf Höhe des Bauchnabels an.

Optimal ist ein Umfang unter 80 cm. Liegt er zwischen 80 und 88 cm, befindest du dich im Grenzbereich. Liegt er darüber, hast du entzündungsaktives Bauchfett. Für Männer gelten andere Werte: Ab 94 cm steigt das Risiko, ab 102 cm gilt es als klar erhöht. Miss also ruhig auch mal bei deinem Partner – so achtet ihr gemeinsam auf eure Gesundheit.

Warum ist das wichtig zu wissen?

Weil dieses Fett viel mehr kann als nur »lagern«. Viszerales Bauchfett ist hormonaktives Gewebe, das sich rund um die inneren Organe im Bauchraum ansammelt. Genau dort ist es so gefährlich. Es produziert Entzündungsstoffe, blockiert das Sättigungshormon Leptin und bringt deinen Stoffwechsel aus dem Takt. Je mehr Bauchfett, desto mehr stille Entzündungen, die du vielleicht als Schlafprobleme, Heißhunger oder chronische Müdigkeit spürst. Aber du kannst aktiv gegensteuern: Regelmäßige Essenspausen wirken wie ein Aus-Schalter. Ab etwa 12 Stunden ohne Nahrungszufuhr beginnst du Ketonkörper zu bilden – alternative Energiequellen, die entzündungshemmend, stimmungsaufhellend und zellschützend wirken. Ketonkörper helfen, gezielt viszerales Fett zu verbrennen. Genau das ist das Ziel. Denn dieses Fett ist kein Puffer, es ist ein stiller Entzündungsherd. Deine Taille sagt dir mehr als die Waage: Sie zeigt, wie dein Stoffwechsel wirklich aufgestellt ist. Sie reagiert sensibel auf zu viele Mahlzeiten, zu wenig Pausen, zu wenig Achtsamkeit. Höchste Zeit, auf deinen Körper zu hören!

tel zum »Wann-essen-Journal« (S. 184) zeige ich dir, wie du mit flexibler Kontrolle, einem wirksamen Werkzeug aus der Ernährungspsychologie, spielerisch zum Ziel findest. Mit Klarheit und Struktur.

Zwischen den Mahlzeiten gilt: drei bis fünf Stunden Pause. Kein Essen, keine Kalorien. Nur Wasser, Tee oder Kaffee – ohne Milch, ohne Zucker. Und die gesunden Pralinen in meinem Rezeptteil (S. 171)? Gönne sie dir immer im Anschluss an eine Hauptmahlzeit, nicht zwischendurch. So bleibt dein Rhythmus stabil. Wenn du diese Struktur lebst, wirst du nicht weniger, du wirst mehr Energie haben. Versuch macht klug. Starte noch heute.

Und was ist mit Genuss? Ganz viel. Aber anders

Vielleicht denkst du jetzt: Aber ich genieße doch so gern. Ich will mich nicht ständig einschränken. Genuss und Disziplin schließen sich nicht aus. Echter Genuss entsteht, wenn du dich selbst gut führst und orientieren kannst. Wenn du dich verbunden fühlst – mit deinem Hunger, mit deiner Sättigung, mit deinem echten Bedürfnis.

GENUSS IST KEIN ÜBERFLUSS Genuss bedeutet nicht: alles, immer, überall. Genuss heißt nicht: nebenbei, aus Gewohnheit oder zur Ablenkung. Genuss sollte kein Reflex sein, sondern eine Entscheidung für Qualität statt Quantität. Für den richtigen Moment statt fürs ständige Verfügbarmachen. Genuss entsteht durch Aufmerksamkeit. Durch das Bewusste. Das Gegenwärtige.

GENUSS IST VERANTWORTUNG Für dich. Für deinen Körper. Für deine Energie. Es geht nicht darum, weniger zu haben. Was dir wirklich guttut, zeigt sich erst, wenn du innerlich still wirst. Wenn du isst, weil du wirklich hungrig bist. Wenn du etwas auswählst, das dir entspricht, geschmacklich und energetisch. Genuss bedeutet, dein Essen in Verbindung mit deinem Rhythmus zu bringen: Mit deinem Biorhythmus, mit deinem Lebensrhythmus.

IM RHYTHMUS ESSEN

und spürbar profitieren

5 Gesundheits-Benefits, die bleiben

ENTZÜNDUNGEN RUNTER,
Gesundheit rauf

GEWICHT REGULIEREN,
ganz ohne Diätstress

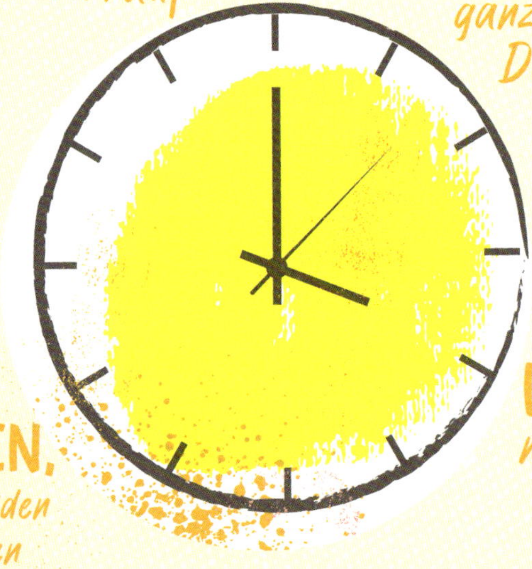

BESSER SCHLAFEN,
energiegeladen aufwachen

DIABETES?
nicht mit dir

HERZGESUND ESSEN,
Tag für Tag

GENUSS IST PRÄSENZ Reduzierte Mahlzeiten bedeuten nicht, dass du das Leben eingrenzt. Sie schaffen Raum für Verbindung. Für echte Erfahrung. Dein Körper lebt im Jetzt. Nicht in der Vergangenheit. Nicht in der Zukunft. Wenn du im Rhythmus isst, verbindest du dich mit dem Moment. Das ist vielleicht die größte Kostbarkeit in einer Welt voller Reizüberflutung. Dann wird Essen mehr als Ernährung. Es wird zu einem Moment der Besinnung. Das ist wahrer Genuss.

Im Rhythmus essen – und spürbar profitieren

Wenn du dir angewöhnst, deine Mahlzeiten in einem gleichmäßigen Rhythmus zu dir zu nehmen, kannst du dauerhaft von folgenden fünf Gesundheits-Benefits profitieren:

1. Entzündungen runter, Gesundheit rauf

Wenn du im Rhythmus isst, bekommt dein Körper regelmäßige Erholungsphasen. Das beruhigt stille Entzündungen. Genau diese Entzündungen gelten als Mitverursacher fast aller chronischer Krankheiten, von Autoimmunerkrankungen bis Herzproblemen. Regelmäßige Pausen zwischen den Mahlzeiten geben deinem Immunsystem Raum für echte Regeneration.

2. Gewicht regulieren, ganz ohne Diätstress

Essen mit Pausen hilft deinem Körper, den Insulinspiegel zu stabilisieren. Heißhunger fällt weg, echte Sättigung kehrt zurück. Besonders das schädliche viszerale Bauchfett, das nicht nur optisch, sondern vor allem gesundheitlich problematisch ist, wird so reduziert.

3. Besser schlafen, energiegeladen aufwachen

Dein Essrhythmus wirkt direkt auf deine innere Uhr und die steuert auch deinen Schlaf. Wer abends leicht und rechtzeitig isst, unterstützt die Melatonin-Produktion. Du schläfst tiefer, regenerierst besser und startest mit mehr Energie in den nächsten Tag.

4. Diabetes? Nicht mit dir

Wenn du tagsüber isst – dann, wenn dein Körper am besten mit Insulin arbeiten kann – entlastest du deinen Stoffwechsel nachhaltig. Abendlicher Zuckerverzicht und Esspausen schützen dich langfristig vor einer Insulinresistenz und senken das Risiko für Typ-2-Diabetes deutlich.

5. Herzgesund essen, Tag für Tag

Chronische Entzündungen können zu gefährlichen Ablagerungen in den Gefäßen führen. Rhythmisches Essen reduziert diese stillen Prozesse und schützt damit dein Herz. Weniger Entzündung bedeutet weniger Risiko.

Petras Lifehacks
Mit Rhythmus durchs Leben

Ich mag, wenn Dinge fließen. Beim Tanzen, und auch beim Essen. Für mich zählt ein gutes Gefühl im Körper. Ein natürlicher Takt, der zu meinem Tag passt. Hier kommen meine acht persönlichen Lifehacks: erprobt, alltagstauglich und mit Freude gelebt.

1. Nappuccino – mein Nap mit eingebautem Wach-Kick

Nach dem Mittagessen trinke ich gerne einen Kaffee und lege mich sofort 20 Minuten hin. Klingt verrückt, wirkt Wunder! Koffein braucht etwa 25 Minuten, bis es belebt. Und genau dann wache ich wieder auf, frisch, klar, wach. Studien zeigen, dass Powernaps zur richtigen Zeit Herz und Hirn stärken. Ich nenne ihn liebevoll meinen »Nappuccino«.

2. Essfreie Zonen – Pawlov lässt grüßen

Sofa, Auto oder Schreibtisch sind für mich essfreie Zonen. Warum? Weil unser Gehirn konditioniert wird, wie bei Pawlows Hund, dem schon der Speichel läuft, wenn es klingelt. Wenn du auf dem Sofa immer snackst, reicht irgendwann der Anblick der Couch, und dein Körper schaltet auf »Appetit«. Ich habe das bewusst durchbrochen und esse mit mehr Bewusstsein und weniger Automatismus.

3. Echt sein. Vorleben. Inspirieren.

Im Rhythmus zu essen – gerade abends – ist eine echte Challenge. Denn die meisten essen spät. Oder nebenbei. Oder beides. Ich mache es anders. Weil ich weiß, wie gut es mir tut. Und genau das lebe ich vor. In meinem Tempo, in meinem Stil und ohne Druck. Ob mit meinem Partner, Freunden oder Kolleginnen: Ich bleibe bei meinem Rhythmus. Nicht perfekt, aber mit einem guten Gespür für mich. Und oft merke ich: Das inspiriert. Vielleicht bist du ja die Nächste, die genau das ausstrahlt.

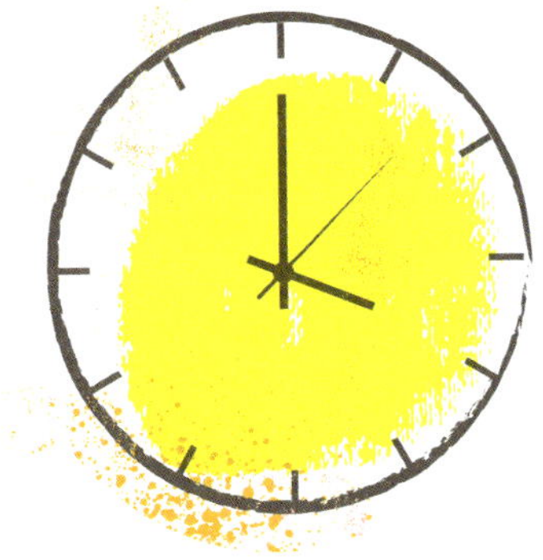

4. Erst essen, dann duschen – Timing nach dem Training

Nach dem Yoga geht es bei mir zuerst in die Küche und ich versorge meinen Körper mit Kohlenhydraten und Proteinen. Warum: Nach dem Sport haben Frauen für 15 bis 30 Minuten ein sogenanntes anaboles Fenster (Männer haben ein längeres Fenster). In dieser Zeitspanne ist unser Körper bereit, den Muskelaufbau zu supporten und die Regeneration zu fördern. Und: So schütze ich mich auch vor dem »Open Window for Infection«, der Phase nach dem Sport, in der das Immunsystem besonders anfällig ist. Dann dusche ich erst.

5. Struktur schafft Freiheit – auch in der Küche

Rhythmus beginnt im Außen. Wenn Essen überall sichtbar ist, essen wir öfter – nicht, weil wir hungrig sind, sondern weil es lockt. Ich habe mir angewöhnt, meine Küche klar zu strukturieren: keine Süßigkeiten-Schublade, keine Snacks auf dem Tisch. Wenn ich Lust habe, hole ich mir gezielt etwas. Und oft spüre ich beim Losgehen schon: Ich brauche es gerade gar nicht. Tipp: Schau mal in deine Küche, was steht da, das dich steuert?

6. Worte wirken – mit jedem Bissen

»Cheat Day« heißt: Schummeltag. Viele essen im Wechsel, ein Tag »brav«, ein Tag »sündigen«. Aber mit meinem Körper will ich nicht schummeln. Ich arbeite mit ihm – nicht gegen ihn. Auch wenn ich mal etwas esse, das nicht ins Ernährungskonzept passt, tue ich das bewusst, ohne Schuldgefühl. Denn echter Rhythmus heißt nicht Schwarz-Weiß-Denken, sondern Balance.

7. Trinken mit Takt – Wasser, aber nicht zum Essen

Auch Trinken hat bei mir einen Rhythmus. Ich trinke mein stilles, mineralstoffarmes Wasser bewusst zwischen den Mahlzeiten und nicht dazu. So bleibt mein Magen beim Essen ganz bei sich, ohne Verdünnung der Magensäure. Nur ein kleiner Schluck vor dem Essen, um den Mund auszuspülen – das war es. Und nach dem Essen gern noch mal. Diese kleine Gewohnheit unterstützt meine Verdauung spürbar.

8. Intention setzen – ein sanfter Start

Aus dem Yoga kenne ich das: Eine Intention setzen. Kein Ziel, kein Muss, nur eine innere Ausrichtung. Ich nutze das auch für meine Ernährung. Nach dem Aufstehen am Morgen frage ich mich: Wann esse ich heute? Was tut mir gut? So finde ich Struktur, ohne Druck.

Mein Fazit

Rhythmus ist für mich kein Regelwerk, eher so etwas wie mein persönlicher Taktgeber. Er gibt mir Struktur und Energie. Und ein Gefühl von: Ich habe mich im Blick. Diese kleinen Lifehacks sind meine Art, mich im Takt zu halten. Falls du dich fragst, ob das bei dir auch funktioniert? Probiere es mal aus.

Wie essen: Kunst der Achtsamkeit

Wie du isst, erzählt viel darüber, wie du lebst. Und vielleicht noch mehr darüber, wie du mit dir selbst umgehst. In einer Welt, die sich immer schneller dreht, wird Essen oft zu einem Punkt, den man einfach abhakt. Aber dein Teller könnte etwas ganz anderes sein: ein Ort der Ruhe, der Kraft, der Verbindung mit dir selbst. Ein Ort der Selbstfürsorge. Doch Hand aufs Herz: Wie oft sieht dein Alltag wirklich so aus? Vielleicht kennst du das, der Tag ist durchgetaktet, dein Kopf schon beim Nächsten. Und während du isst, sitzt der Stress still und ungefragt mit am Tisch. Er beeinflusst deine Verdauung, deine Entscheidungen, dein gesamtes Essverhalten. Ursprünglich war Stress ein evolutionäres Geschenk. Er hat uns das Überleben gesichert – durch das Prinzip der Hormesis: ein biologisches Anpassungsprinzip, das zeigt, wie kleine Dosen von Stress Reize setzen, die unseren Körper stärken. Deine Zellen lernen daraus. Sie werden widerstandsfähiger, robuster, anpassungsfähiger. Heute jedoch fühlt sich Stress selten wie ein Geschenk an. Im Gegenteil: Die WHO zählt ihn zu den größten Gesundheitsrisiken unserer Zeit.

Auch unsere Beziehung zum Essen hat sich verändert, weil sich die Welt verändert hat. Der Supermarkt ist zu einem Ort geworden, an dem diese Entwicklung sichtbar wird. Alles ist verfügbar. Jederzeit. In jeder Form. Nur selten spüren wir dabei noch echte Verbindung zu Herkunft oder Bedeutung. Milch kommt aus dem Karton, Fisch in Form von Stäbchen, Brot in Plastik. Drei Tendenzen zeigen, was dabei verloren geht:

1. VERLUST DER ACHTUNG Vielen Menschen ab Jahrgang 1950 fehlt die Erfahrung von Mangel. Nahrung war immer da. Die emotionale Verknüpfung zwischen Essen und positiven Gefühlen wie Dankbarkeit oder Freude konnte sich nie richtig entwickeln.

2. VERLUST DER IDENTITÄT Lebensmittel sind austauschbar geworden. Mehl oder Waschmittel? Hautcreme oder Tiefkühlspinat? Alles liegt nebeneinander, alles hat einen Barcode, alles ist konsumierbar, jederzeit und überall.

3. VERLUST DER HERKUNFT Der ursprüngliche Bezug zur eigentlichen Quelle – zur Kuh, zum Feld, zum See – ist kaum mehr spürbar. Convenience Food verstärkt diesen Effekt. Essen wird zu einem neutralen Produkt, ohne Wurzeln – Hauptsache »da«.

Früher mussten wir Nahrung suchen und finden. Heute müssen wir uns aus Hunderten von Optionen entscheiden: Zehn Müslisorten im Regal, 20 verschiedene Joghurts. Auch das ist eine Form von Stress und Reizüberflutung. Genau dieser Stress hat tiefgreifende Auswirkungen. Wir verlieren unter Stress die Fähigkeit zur bewussten Entscheidung. Studien zeigen: Stehen wir unter Druck, wird der präfrontale Kortex – zuständig für Planung und Kontrolle – in seiner Funktion eingeschränkt. Die Amygdala, unser Angstzentrum, übernimmt. Ergebnis? Impulsives Verhalten. Kurzfristige Entscheidungen. Und ja, das zeigt sich auch beim Essen. Appetit auf Fettiges, Süßes, Schnelles. Wenn wir abends wie ferngesteuert zu Pizza und Eis greifen und uns auf dem Sofa mit Essen belohnen, ist das ein deutliches Zeichen. Kein »normaler« Vorgang, sondern ein Hinweis darauf, dass wir uns selbst nicht gut versorgen. Emotional wie körperlich.

Wenn Stress mitisst

Ab der Menopause reagiert unser System empfindlicher auf Stress. Frauen werden sensibler für äußere Belastungen. Wenn der Tag voll ist, der Druck steigt und dein inneres System kaum noch Raum zum Durchatmen

Selfcheck
Wie gestresst isst du?

Wie stark beeinflusst Stress dein Essverhalten?

Nimm dir zwei Minuten. Lies die Fragen in Ruhe und sei ehrlich zu dir selbst.

- ☐ Ich esse oft »nebenbei«, z. B. im Stehen, beim Arbeiten oder unterwegs.
- ☐ In stressigen Phasen greife ich häufiger zu Zucker, Fett oder schnellen Snacks.
- ☐ Ich esse, obwohl ich keinen körperlichen Hunger spüre – eher emotional.
- ☐ Abends belohne oder tröste ich mich mit Essen.
- ☐ Ich lasse Mahlzeiten aus – oder esse planlos zwischendurch.
- ☐ Ich esse sehr schnell – Sättigung merke ich oft zu spät.
- ☐ Ich esse mit Ablenkung: Bildschirm, Handy oder Arbeit laufen nebenbei.
- ☐ Ich verliere in hektischen Zeiten den Überblick über mein Essverhalten.
- ☐ Ich erlebe nach dem Essen häufiger ein Gefühl von Schwere oder Unzufriedenheit.
- ☐ Ich merke, dass ich manchmal impulsiv esse, ohne bewusst zu entscheiden.

Auswertung

Je mehr du innerlich genickt oder angekreuzt hast, desto deutlicher zeigt sich: Stress wirkt sich auf dein Essverhalten aus. Sieh das jetzt bitte nicht als Fehler. Es ist eine Chance. In der chinesischen Sprache besteht das Wort für Krise aus den Zeichen für Gefahr und Gelegenheit. Genau das gilt hier auch: Wer erkennt, wo Stress mitisst, kann gezielt etwas verändern. Falls du dich in vielen Punkten wiederfindest, dann liegt hier ein besonders großes Potenzial. Stress lässt sich regulieren. Und dein Essverhalten kann wieder zu einer echten Ressource für Energie, Stabilität und Wohlgefühl werden, gerade in herausfordernden Zeiten.

findet, entsteht schnell das Gefühl von Kontrollverlust. Vielleicht kennst du das: Du funktionierst. Du tust, was getan werden muss. Und plötzlich greifst du zu Keksen und Gummibärchen. Nicht, weil du hungrig bist, sondern weil du erschöpft bist. Oder genervt. Oder leer. In solchen Momenten steht nicht das Essen im Mittelpunkt, sondern der Wunsch, etwas zu beruhigen, zu überdecken, zu kompensieren. Stress, ein starkes Gefühl, das einfach weg soll. Das Nervensystem bleibt in diesem Zustand im Alarmmodus. Die Verbindung zum Körper geht verloren. Du isst, ohne bewusst zu wählen. Ohne zu merken, wann es genug ist. Und ohne echten Genuss. Auf Dauer schwächt das nicht nur dein Wohlgefühl. Es kann auch Entzündungen begünstigen, das Immunsystem schwächen und das Risiko für Krankheiten wie Typ-2-Diabetes, Herz-Kreislauf-Störungen, Übergewicht oder Demenz erhöhen.

Und dann ist da noch etwas, das oft im Verborgenen bleibt: Dieses leise schlechte Gewissen danach. Das Gefühl, versagt zu haben. Scham. Schuld. Gefühle, über die kaum jemand spricht – die aber genau das fördern, was sie auslösen: das nächste unbewusste Essen. Ein Teufelskreis. Der erst durchbrochen werden kann, wenn du innehältst und dich ehrlich fragst: Was brauche ich, jetzt, in diesem Moment wirklich?

Der hormonelle Dickmacher: chronischer Stress

Doch selbst wenn du beginnst, bewusster hinzuschauen, macht sich zum Teil Ernüchterung breit: Du strengst dich an. Du achtest auf deine Ernährung. Du bewegst dich regelmäßig. Und trotzdem verändert sich dein Körper. Das Gewicht scheint sich nicht mehr so leicht regulieren zu lassen wie früher. Kennst du das? Gerade ab der Lebensmitte spüren viele Frauen: Es ist, als würde der Körper nicht mehr nach denselben Regeln funktionieren wie früher. Und tatsächlich, das tut er auch nicht. Einer der tiefgreifendsten Einflüsse auf diesen Wandel ist chronischer Stress. Er wirkt oft im Verborgenen. Wichtig: Es geht nicht nur um das Gefühl, gestresst zu sein. Es geht um das, was in deinem Inneren auf hormoneller und biochemischer Ebene passiert. Denn für deinen Körper bedeutet Stress immer noch das, was er in der Evolution einmal bedeutete: akute

Wissen, das wirkt: das Genussplateau und wie du es erkennst

Sobald du entscheidest, etwas zu essen, reagiert dein Körper sofort. Dein Gehirn registriert: Da kommt Energie. Der Magen bereitet sich vor. Schmeckt das Essen und deine Geschmacksknospen im Mund sagen »alles sicher«, klettern Lust und Appetit nach oben, angetrieben von Mögen und Wollen. Doch irgendwann erreicht das seinen Höhepunkt: das Genussplateau. Das Essen schmeckt noch gut, aber nicht mehr so intensiv. Das ist der Moment, in dem dein Körper sagt: Es reicht langsam.

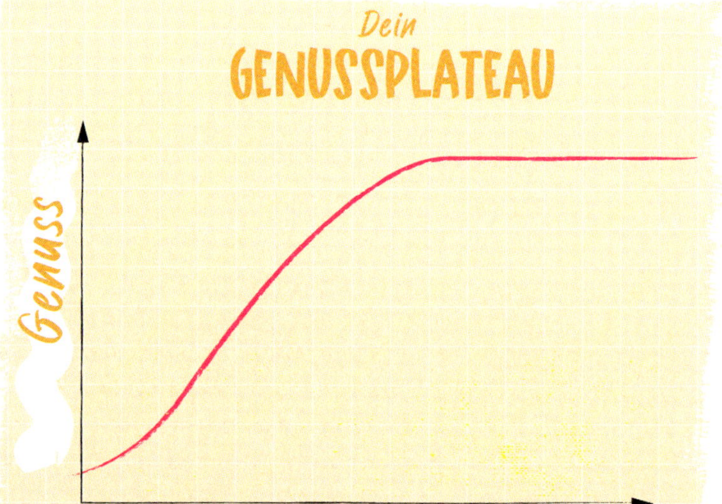

Wenn du das verpasst, isst du automatisch weiter. Das Resultat kennst du: zu viel, zu schwer, zu voll. Noch ein Nachtisch? Auch hier kommt das Genussplateau, nur viel schneller. Denn hier geht es weniger um Hunger als um Gewohnheit, Trost oder den Wunsch nach Belohnung. Dein Körper hat ein kluges System, das dir hilft, rechtzeitig aufzuhören.

Übung für dein Körpergefühl

Zeichne eine Y-Achse für den Genuss und eine X-Achse für deine Bissen. Markiere jeden Bissen. Wo erreicht dein Genuss seinen Höhepunkt? Zehn Chips? Drei Stücke Schokolade? Spür hin. Mach diese Übung am besten, wenn du nicht zu hungrig bist. Mit jedem Mal wirst du feinfühliger und lernst, rechtzeitig auszusteigen, bevor es kippt.

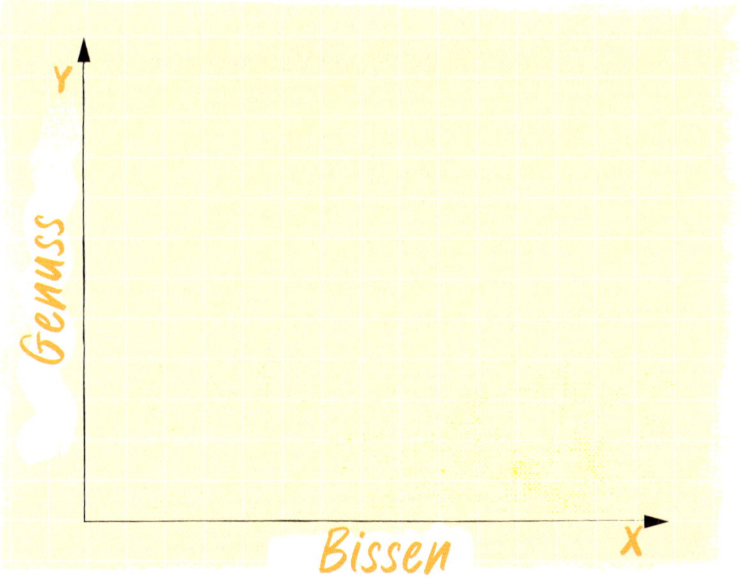

Gefahr. Ein Angriff. Eine Flucht. Und genau dafür mobilisiert dein Körper sofort Energie – seine Zuckerreserven aus Leber und Muskeln, die er ins Blut schickt, um dich handlungsfähig zu machen. Früher folgte auf diese Stressreaktion automatisch Bewegung – Kämpfen oder Weglaufen. Heute bleiben wir sitzen. Im Auto. Am Schreibtisch. Auf dem Sofa. Die bereitgestellte Energie wird nicht verbraucht. Sie bleibt im System und wird in den Fettzellen gespeichert.

Und damit beginnt ein Kreislauf, der sich schnell verselbständigen kann: Der Körper denkt, du hast Energie verloren, denn Stress kostet Kraft. Er fordert Nachschub, du bekommst Appetit. Doch oft ist das, was wir in diesem Zustand spüren, kein echter Hunger. Es ist das überlastete Nervensystem, das nach Ruhe, nach Entlastung ruft. Viele Frauen essen in genau diesen Momenten: angespannt, erschöpft, gedanklich noch im Job. Und während der Teller vor uns steht, ist das innere Stressprogramm längst nicht abgeschaltet. Der Körper bleibt auf Alarm und Verdauung, Sättigung und Geschmackserleben laufen auf Sparflamme.

Zugleich wird eine wichtige hormonelle Steuerung für dein Gewicht aus der Balance gebracht: Das Hungerhormon Ghrelin steigt, das Sättigungshormon Leptin sinkt. Und Serotonin – unser inneres Stimmungslicht – ist unter Dauerstress oft deutlich reduziert. Die Folge: Das Bedürfnis nach Trost durch Essen nimmt zu. Emotionales Essen wird zum Reflex. Und noch etwas geschieht, still und tiefgreifend: Um das Stresshormon Cortisol zu produzieren, benötigt dein Körper Progesteron. Ein Hormon, das ab Mitte 40 ohnehin weniger wird und das uns sonst Ruhe, Balance, Wohlbefinden schenkt. Je mehr Cortisol dein Körper herstellen muss, desto weniger Progesteron steht dir zur Verfügung. Die Folge: noch weniger Ausgleich, noch mehr innere Anspannung – ein subtiler Mangel, der sich in Körper und Stimmung niederschlägt. Hinzu kommt, dass Dauerstress weitere Systeme beeinflusst: Die Schlafqualität sinkt, die Insulinsensitivität nimmt ab, der Energieverbrauch reduziert sich, die Fettansammlung im Bauchbereich steigt. Bei vielen Frauen in der Postmenopause bleibt das Stresssystem dadurch dauerhaft aktiv, auch dann, wenn im Außen längst Ruhe eingekehrt ist. Und das spürst du: in Form von Heißhunger, innerer Unruhe, einem trägeren Stoffwechsel und einem Körper, der scheinbar nicht mehr loslässt, auch wenn du alles »richtig« machst.

Wissen, das wirkt: Cholesterin – wirklich der Bösewicht?

Viele Frauen ab 50 haben Respekt vor erhöhtem Cholesterin. Jahrzehntelang wurde uns eingetrichtert: je niedriger, desto besser – sonst drohen Herzinfarkt, Schlaganfall, Demenz. Doch was kaum jemand sagt: Cholesterin ist lebenswichtig. Es ist der Grundstoff für Östrogen, Progesteron und Testosteron, also für genau jene Hormone, die ab den Wechseljahren zurückgehen. Rund 80% des Cholesterins stellt der Körper selbst her, denn er braucht es für Zellwände, Gehirnfunktion, Nerven- und Mitochondriengesundheit. Fehlt es, produziert die Leber einfach mehr. Viele Studien zeigen inzwischen: Der Cholesterinwert aus dem Essen beeinflusst den Blutwert kaum. Und ein zu niedriger Spiegel kann gerade im Alter riskant sein: für das Gehirn, für die Stimmung, für die Hormone. Cholesterin schützt sogar vor Entzündungen.

Lass dich also nicht verrückt machen, wenn dein Wert leicht erhöht ist. Er ist kein alleiniger Risikofaktor. Entscheidend ist das Gesamtbild: Entzündungswerte, Blutzucker, Lebensstil. Es geht um angemessene Werte. Dein Körper darf haben, was er braucht.

Die stille Falle: emotionales Essen

Eigentlich weißt du, was gesunde Ernährung bedeutet. Doch an manchen Tagen greifst du trotzdem zur Schokolade oder zu Knusper aus der Tüte. Nicht, weil du Hunger hast, sondern weil etwas in dir Trost sucht. Stress, Frust, Einsamkeit, all das aktiviert ein uraltes System in uns: das limbische System. Es ist Sitz unserer Gefühle und unseres Verlangens nach Belohnung. Wenn dieses System dauerhaft unter Druck steht, scheint Essen eine schnelle Lösung zu sein. Und sie wirkt, zumindest für einen Moment. Der Körper schüttet Dopamin aus. Du fühlst dich beruhigt. Dein System speichert: Essen hilft. So entsteht ein Muster. Emotionen werden mit Essen beantwortet. Verstärkt wird dieses Verhalten durch Lebensmittel, die genau dafür gemacht sind: industriell verarbeitet, mit Zusatzstoffen, Aromen, Texturen – so gestaltet, dass sie dein Belohnungssystem maximal triggern. Dein Körper wird überlistet. Sättigungssignale bleiben aus. Das Ergebnis: Du isst mehr, als du brauchst, und fühlst dich dennoch leer. Das, was du eigentlich brauchst – Nähe, Verständnis, Sicherheit – kann dir dieses Muster nicht geben. Aber du kannst lernen, innezuhalten und die Signale deines Körpers wieder wahrzunehmen.

Mitten in diesem inneren Sturm wirkt etwas, das stabil bleibt: deine somatische Intelligenz. Sie steuert unbewusst deine Körperfunktionen und gibt dir Hinweise, was dir wirklich guttut. Dieses angenehme Gefühl nach einer Mahlzeit: Das war stimmig. Oder das leichte Unwohlsein, das sagt: Das war zu viel. Eine plötzliche Lust auf Frisches oder Wärmendes. All das sind Botschaften deines Körpers – fein, leise, präzise. In stressigen Zeiten gehen sie oft unter. Wir essen nebenbei, im Stehen, im Gehetztsein und verlieren das Gespür für das, was uns wirklich nährt.

Da ist noch eine weitere Kraftquelle: deine emotionale Kompetenz. Die Fähigkeit, Gefühle zu unterscheiden, zu benennen, einzuordnen. Ist es Frust oder Überforderung? Einsamkeit oder Traurigkeit? Je klarer du spürst, was in dir lebendig ist, desto weniger greifen automatische Reaktionen. Diese Form der Selbstwahrnehmung ist essenziell für dein Gleichgewicht und dein Essverhalten. Denn Ernährung ist nicht nur Nährstoffzufuhr. Sie ist auch Beziehungspflege. Mit deinem Körper. Mit deinen Gefühlen. Mit deinem Leben. Gerade in der Postmenopause wird dieses Wie entscheidend. Und zu einem Hebel für gesunde Langlebigkeit.

Ozempic & Co. – Abkürzung oder falscher Weg?

Und doch: Viele Frauen fühlen sich genau hier gefangen. Zwischen Appetit, Stress, dem Druck von außen und dem Wunsch, sich endlich wieder wohlzufühlen im eigenen Körper. Da scheint ein Medikament, das das Hungergefühl einfach dämpft, beinahe wie eine Erlösung. Ozempic ist eines dieser Mittel. Ursprünglich entwickelt zur Behandlung von Diabetes Typ 2, inzwischen jedoch weit verbreitet als Abnehmhilfe. Es zügelt den Appetit, verlangsamt die Magenentleerung und sorgt dafür, dass du weniger isst. Selbst wenn das Gewicht damit fällt, der Körper vergisst nicht. Die sogenannte Setpoint-Theorie beschreibt, dass dein Körper ein bestimmtes Gewicht wie ein inneres Thermostat verteidigt. Fällt dein Gewicht zu schnell, reagiert er mit dem Drang, die verlorenen Kilos zurückzuholen. Ganz gleich, ob du Diät machst oder ein Medikament nimmst. Die entscheidende Frage ist also: Wollen wir langfristige Veränderung oder eine schnelle Lösung, die uns abhängig macht? Statt Symptome zu unterdrücken, ist es klüger, an den Ursachen zu arbeiten: Stress regulieren. Blutzucker stabilisieren. Den Darm stärken. Dem Körper Zeit geben, sich einzupendeln. Das Hormon GLP-1, das Ozempic imitiert, lässt sich auch natürlich aktivieren, durch kluge, pflanzenbasierte Ernährung, Ballaststoffe, Stressreduktion und emotionale Selbstfürsorge.

Kochen stillt den Hunger im Gehirn

Und genau hier kommt das Kochen ins Spiel. Nach all den Jahren, in denen du für andere gekocht hast – für Kinder, Partner, Gäste – genießt du es heute, auch mal nichts zubereiten zu müssen. Kein Plan, kein Einkauf, kein Abwasch. Endlich nur du. Gerade, weil du dir diese Freiheit heute nehmen kannst, lohnt sich ein neuer Blick aufs Kochen – nicht als Pflicht, sondern als Quelle von Kraft. Es ist kein Rückschritt, wieder mehr selbst zu kochen. Es ist ein Geschenk an dich selbst. Denn Essen beginnt nicht erst im Mund. Sondern viel früher: im Kopf. Genauer gesagt im Hypothalamus. Dort sitzen Hungerneuronen, die weit mehr wahrnehmen als du denkst. Schon wenn du eine Zwiebel schneidest, wenn du etwas riechst, siehst, anfasst, schaltet dein System um. Es merkt: Da kommt Nahrung. Der Körper bereitet sich vor. Und genau dieser Vorlauf macht einen Unterschied. Bei Fertigprodukten fehlt all das. Dein Gehirn wird reizüberflutet, aber nicht vorbereitet. Die Sättigung kommt zu spät, du isst zu viel und fühlst dich trotzdem leer. Beim Kochen dagegen läuft alles synchron: Der Duft, die Bewegung, die Erwartung. Dein Körper rechnet mit Energie und meldet sich, wenn es genug ist. Ganz ohne Kontrolle. Einfach aus innerer Klarheit. Das fördert auch die Selbstbeherrschung, weil wir die Nahrung nicht unmittelbar verschlingen können, sondern bewusst auswählen, vor- und zubereiten müssen.

Doch da ist noch mehr. Denn Kochen verändert nicht nur dein Essen, es verändert dich. Deine Hände sind direkt mit deinem Gehirn verbunden. Wenn du schneidest, rührst oder abschmeckst, aktivierst du Bereiche, die Konzentration, Gedächtnis und Stimmung steuern. Studien zeigen: Wer regelmäßig mit den Händen arbeitet, hält das Gehirn bis ins hohe Alter fit. Und was ist dir näher als deine Hände, dein Essen, dein Tempo? Kochen verbindet dich mit deinen Sinnen und mit dir selbst. Es ist Bewegung, Kreativität, Erdung. Es schenkt dir etwas, das mit den Jahren immer wichtiger wird: Selbstständigkeit. Denn eines macht uns im Alter immer mehr Angst: die Abhängigkeit. Nicht mehr selbst entscheiden, sich nicht mehr selbst versorgen können. Kochen ist eine stille Antwort darauf. Es zeigt dir: Ich kann. Ich weiß, was mir guttut. Ich bleibe in Verbindung mit meinem Körper, meinem Leben, meiner Kraft. Deshalb: Gib das Kochen nicht auf. Es ist viel mehr als eine Aufgabe. Es ist Fürsorge für dich.

Superkraft Vagusnerv

Kochen ist der erste Schritt. Es bringt dich zurück in den Kontakt mit dir selbst – über deine Sinne, über deine Hände, über deinen Atem. Doch das ist nur der Anfang. Denn die Art, wie du beim Essen präsent bist, wie du dich auf dich selbst einstimmst, macht einen echten Unterschied. Wenn du in Ruhe isst, geht es dir besser. Dein Bauch fühlt sich wohler, die Verdauung läuft leichter, du bist hinterher nicht so erschöpft. Dahinter steckt ein feines Zusammenspiel in deinem Körper, gesteuert vom Vagusnerv. Er ist der wichtigste Nerv deines Parasympathikus, also deines »Ruhenervs«. Und er ist tief verbunden mit deinem Verdauungssystem und sogar mit deinem Gefühlsleben. Rund 95 % des Hormons Serotonin, das deine Stimmung reguliert und für emotionale Ausgeglichenheit sorgt, werden im Darm gebildet. Wenn dort Ruhe einkehrt, kann auch dein Inneres wieder in Balance kommen.

Stehst du unter Strom, aktiviert sich der Sympathikus, der Teil deines Nervensystems, der dich auf Leistung, Reaktion und Alarmbereitschaft vorbereitet. Die Verdauung hat in diesem Modus keinen Vorrang. Sie wird heruntergefahren. Und genau das spürst du. Viele Frauen kennen das: Völlegefühl, Verstopfung, Blähungen. Dabei fehlt oft nicht das »richtige« Essen, sondern die richtige innere Haltung. Nur wenn der Vagusnerv aktiv ist, kann der Magen-Darm-Trakt seine Arbeit richtig tun. Die Passage vom Magen durch den Dünn- bis in den Dickdarm funktioniert besser, Enzyme werden ausgeschüttet, Nährstoffe aufgenommen und dein Körper kann sich regenerieren. Der Stuhlgang wird regelmäßig. Entspannung wird plötzlich zu einem realen Gesundheitsfaktor.

Wie dein Essen zur Kommunikation wird

Der Vagus sorgt auch dafür, dass aus Lust keine Gier wird. Er unterstützt gemeinsam mit deinem Darmmikrobiom die feinen Feedback-Loops, die dir Sättigung signalisieren. Diese Signale entstehen nicht auf Knopfdruck, sondern brauchen Zeit, Ruhe und Präsenz. Beim schnellen Essen fehlen genau diese Rückmeldungen und die Kommunikation zwischen Hirn und Darm bleibt aus. Deine Verdauungssäfte, Enzyme und Gallensäuren sind nicht auf Tempo ausgelegt und so kann es zu Fehlverdauung kommen. Die Folge: Übergewicht, Fettleber, Erschöpfung, Entgleisung der Stoffwechselbalance.

Das Entscheidende: Du kannst diesen Zustand bewusst fördern. Die Art, wie du isst, macht einen Unterschied. Wenn du dir Zeit nimmst, dich hinsetzt, durchatmest, bevor du den ersten Bissen nimmst, dann bekommt dein System das richtige Signal. Dein Körper schaltet um. Die Verdauung bekommt Vorrang. Sogar dein Darmmikrobiom, also die Ge-

Wissen, das wirkt: der beste Stuhl

Über Stuhl spricht man nicht? Doch, unbedingt. Denn er verrät viel über deine Gesundheit. Dabei gilt: Nicht die Form entscheidet allein. Zwar sind sich viele Fachleute einig, dass kleine, harte Kügelchen ein Warnzeichen sind. Aber was genau »ideal« ist, darüber gibt es Diskussionen. Wir orientieren uns am mühelosen Stuhlgang: eine weiche, lange Wurst ohne Risse. Klingt unappetitlich? Ist ein Zeichen für gute Verdauung. Die Transitzeit – also wie lange dein Essen durch den Körper wandert – liegt bei Frauen im Schnitt bei 2,4 Tagen. Davon entfallen ein bis drei Stunden auf den Magen, zwei bis sechs Stunden auf den Dünndarm und ein bis drei Tage auf den Dickdarm. Der Dickdarm ist also der Ort, an dem die meiste Zeit vergeht – und das ist gut so.

Vorausgesetzt, er bekommt auch »Material«. Vollwertige natürliche Lebensmittel sind seine Lieblingskost. Sie bringen Ballaststoffe und Struktur – das, was industriell verarbeitete Nahrung oft nicht mehr liefert. Diese wird viel zu früh im Dünndarm aufgenommen, der Dickdarm bleibt leer und die Darmentleerung verlangsamt sich paradoxerweise. Du willst wissen, wie es bei dir läuft? Rote Bete essen und auf die Färbung achten. Ideal: etwa 36 Stunden. Spannend ist auch das Gewicht. Studien zeigen: Wer unter 225 Gramm Stuhl pro Tag ausscheidet, hat ein erhöhtes Darmkrebsrisiko. Menschen mit pflanzenreicher Ernährung bringen es oft auf über 500 Gramm und haben meist gesündere Därme.

meinschaft der Bakterien in deinem Verdauungssystem, reagiert auf deinen inneren Zustand. Studien zeigen: Bei Stress verändert sich die Vielfalt der Bakterien und damit deine Gesundheit. Die Diversität sinkt, die Balance kippt. Gleichzeitig beeinflusst das Mikrobiom auch dein Essverhalten. Du verlierst buchstäblich die Steuerung.

Und es gibt noch eine direkte Verbindung: Dein sogenanntes Bauchhirn – das dichte Nervengeflecht im Darm – kommuniziert über den Vagus mit deinem Gehirn. Es wird durch bestimmte Darmhormone beeinflusst, aber auch ganz konkret durch das, was du isst. Präbiotische Lebensmittel wie Artischocken, Chicorée, Brokkoli, Zwiebeln oder Knoblauch stärken gezielt dein Mikrobiom und damit auch den Vagus. So entsteht ein Kreislauf: Du entspannst dich, isst bewusst, nährst deine Darmflora und stärkst damit deine innere Stabilität. Dein Körper kann sich erholen, dein Geist wird klarer, dein Gefühl für dich selbst kehrt zurück. Und plötzlich weißt du wieder, was dir guttut.

Kauen ist die neue Achtsamkeit

Vielleicht überrascht es dich: Auch dein Kiefer spielt eine zentrale Rolle, wenn es darum geht, dich zu entspannen und Stress zu regulieren. Beim Kauen wird dein Vagusnerv aktiviert. Dein Kaumuskel ist der stärkste Muskel im Körper. Wenn du kaust, entspannst du ihn und mit ihm dein gesamtes System. Kein Wunder also, dass wir in stressigen Phasen zu Chips greifen. Das rhythmische Kauen wirkt beruhigend. Leider führt uns genau das schnell in eine Sackgasse, denn industriell verarbeitete Produkte bringen zwar kurzfristige Entlastung, aber keine echte Regeneration. Sinnvoller wäre es, eine knackige Karotte zu essen: echtes Kauen und damit ein echtes Signal an den Körper. Kauen bedeutet weit mehr als nur Zerkleinern. Es ist der erste und wichtigste Schritt der Verdauung. Nur wenn dieser Schritt bewusst und gründlich erfolgt, kann der Körper alle weiteren Prozesse optimal steuern, von der Speichelbildung über die Magen-Darm-Passage bis hin zur Nährstoffverwertung.

Die moderne Sinnesphysiologie bestätigt: Essen ist die komplexeste und intensivste Sinneswahrnehmung überhaupt. Kaubewegung, Geruch, Geschmack, Temperatur, Konsistenz, all das wirkt gleichzeitig auf dein

Nervensystem ein. Wenn du bewusst kaust, wird Essen zur achtsamen Erfahrung. Und genau das macht den Unterschied: Achtsame Esser leben gesünder als Unachtsame – selbst, wenn sie die exakt gleichen Nährstoffe zu sich nehmen. Denn Achtsamkeit gibt deinem Körper die Chance, sich auf die Verdauung vorzubereiten. Wo Entspannung statt Stress vorherrscht, werden auch weniger unnötige Fettdepots angelegt. Die Wahrheit ist: Viele Frauen haben das Kauen regelrecht verlernt. In einer Welt voller weicher, vorverarbeiteter Snacks, die kaum gekaut werden müssen, funktioniert die Mundverdauung nur noch auf Sparflamme. Dabei liegt gerade hier ein riesiger Hebel für Gesundheit, Figur und Wohlbefinden.

Was passiert, wenn du kaust?

- Du aktivierst deinen Vagusnerv und reduzierst messbar Stress.
- Du regst deine Speichelproduktion an, was die Verdauung verbessert und das Immunsystem entlastet.
- Du schärfst deinen Geschmackssinn und verabschiedest dich automatisch von künstlichen Aromen.
- Du isst langsamer, bewusster, hörst rechtzeitig auf und verlierst quasi nebenbei Gewicht.
- Du schüttest völlig natürlich das Hormon GLP-1 aus, das Abnehmspritzen künstlich stimulieren.
- Du unterstützt deine Gesichtsmuskulatur – Kauen ist Schönheitsgymnastik von innen.

Kauen ist weit mehr als nur der erste Schritt der Nahrungsaufnahme. Es ist ein Akt, der die Sinne weckt, Achtsamkeit fördert und den Körper in einen Zustand wohltuender Präsenz versetzt. Wer sich Zeit nimmt beim Kauen, gibt dem Körper die Chance, sich auf die Verdauung einzustimmen. Enzyme werden aktiviert, der Stoffwechsel harmonisiert sich und die Sättigung tritt früher ein. Dabei entstehen Genuss und ein feines

Wissen, das wirkt:

Geruch und Geschmack – Sinne für ein langes Leben

Was riechst du, und wie bewusst? Was schmeckst du, und wie intensiv? Geruchs- und Geschmackssinn sind mehr als Genusshelfer. Sie sind Überlebenssinn, Gesundheitskompass und Schlüssel zu einem langen Leben. Menschen, die besonders alt werden, haben auffallend gute Sinne und trainieren sie durch achtsames Essen. Wer langsam isst, bewusst riecht und schmeckt, bleibt genussfähig und gesünder. Eine Studie mit Menschen zwischen 57 und 85 Jahren zeigt: Wer Düfte wie Rose, Fisch oder Minze nicht mehr erkannte, starb in den folgenden Jahren viermal häufiger. Die Einschränkung des Geruchssinns verkürzte die Lebensdauer stärker als Herzinfarkt oder Schlaganfall. Warum? Weil riechen schützt. Die Nase hilft, verdorbene Nahrung zu erkennen, Giftstoffe zu meiden, sichere von gefährlichen Umgebungen zu unterscheiden. Geschmack wiederum schützt vor zu viel Zucker, Fett und Salz. Wer Süßes kaum schmeckt, isst mehr und erhöht sein Risiko. Auch die Psyche profitiert: Düfte heben die Stimmung, wecken Erinnerungen, stärken Verbundenheit. Umgekehrt essen Menschen mit gestörtem Aromasinn schlechter und leben mit geringerer Lebensqualität.

Unser Vorteil: Frauen haben im Schnitt die feinere Wahrnehmung und leben länger. Wir essen bewusster, gesünder. Ein Grund: unsere Sinne. Das Beste: Wir können sie trainieren. Fast jeder erkennt Kaffee am Geruch, aber Dill? Kaum jemand. Nicht, weil wir es nicht könnten, sondern weil wir Kaffee täglich riechen und Dill selten.

Körpergefühl. Der Mund wird zum Tor des Erlebens: Geschmack wird intensiver, das Essen bekommt Tiefe. Gleichzeitig kommt der Geist zur Ruhe, der Körper spart Energie für das Wesentliche. Gründliches Kauen legt das Fundament für echte Vitalität. Erst wenn die Nahrung vollständig aufgeschlossen ist, können die Zellen, vor allem die Mitochondrien, daraus Kraft schöpfen. Sie entscheiden darüber, ob du dich wach und lebendig fühlst oder ausgebrannt. Wer bewusst kaut, wählt damit einen der einfachsten und wirksamsten Wege zu mehr Energie, Vitalität und Genuss im Leben.

Mitochondrien: Die vergessene Energiequelle

Es beginnt oft leise. Ein bisschen weniger Elan am Morgen, ein träger Kopf beim Denken, der Wunsch nach Pause, obwohl der Tag gerade erst angefangen hat. Erst übersieht man es. Schiebt es auf das Wetter. Oder auf den Schlaf. Doch irgendwann ist klar: Da fehlt etwas. Keine Lust, keine Kraft, kein Antrieb und du kannst nicht genau sagen, warum. Tatsächlich lässt sich dieser Zustand ziemlich genau erklären. Er beginnt tief im Inneren, in winzigen Zellorganellen, die den meisten von uns in der Schulzeit das letzte Mal begegnet sind: den Mitochondrien. Sie sind das Zentrum deiner Energieversorgung. Aus Sauerstoff und Nährstoffen erzeugen sie all das, was du zum Leben brauchst: Wärme, Klarheit, Muskelkraft, Denkvermögen, Lebensfreude. Alles, was du tust, verbraucht Energie. Und alles, was in dir funktioniert, verdankst du diesen kleinen Kraftwerken.

Etwa 70% der Energie, die deine Mitochondrien täglich produzieren, gehen an deine lebenswichtigen Organe: an Herz, Lunge, Leber, Nieren. Was übrig bleibt, steht dir zur freien Verfügung. Doch wenn dein System dauerhaft unter Strom steht – sei es durch Hektik, emotionalen Druck oder auch durch ungünstiges Essen – verschiebt sich dieses Gleichgewicht. Die Grundfunktionen werden weiter versorgt, aber für dich selbst bleibt immer weniger übrig. Das spürst du. Nicht als dramatischen Zusammenbruch, sondern als ständiges Gefühl von »zu viel« bei gleichzeitig zu wenig innerer Kapazität. Manchmal wirkt das sogar paradox:

Du fühlst dich unruhig, gleichzeitig aber erschöpft. Der Körper fährt die Systeme hoch, aber nicht dort, wo du es brauchst. Sondern dort, wo es ums Überleben geht. Für Regeneration, klares Denken oder emotionale Balance bleibt nichts mehr übrig.

Mitochondrien haben eine besondere Eigenart: Sind sie dauerhaft überfordert, stellen sie nicht einfach ihre Arbeit ein. Sie senden Signale, die das Ende der Zelle einleiten. Apoptose nennt sich dieser Mechanismus. Eigentlich ist er sinnvoll. Doch bei chronischem Stress wird er zu häufig aktiviert, Zellen sterben ab, bevor sie sich erneuern konnten. Und das zeigt sich früher oder später: an der Haut, an der Muskulatur, am Schlaf, an der Belastbarkeit. Nicht alles, was wir als »normalen Alterungsprozess« wahrnehmen, ist wirklich unvermeidbar.

Aus Bakterien geboren – durch dich geprägt

Was viele nicht wissen: Mitochondrien stammen ursprünglich von Bakterien ab. Sie haben sich in frühen Entwicklungsstufen mit unseren Zellen verbunden und sind seitdem fester Bestandteil unserer Biologie. Genau deshalb sind sie einerseits so empfindlich gegenüber Reizen und anderseits extrem anpassungsfähig. Sie reagieren auf Nährstoffe, auf Rhythmen, auf Ruhe. Mitochondrien sind, wie unsere Darmbakterien, abhängig von dem, was wir ihnen geben und davon, wie wir mit ihnen umgehen. Die Ernährung, die deinem Mikrobiom guttut – bunt, pflanzenbasiert, nährstoffreich, entzündungshemmend – ist auch für deine Mitochondrien optimal. Du musst nicht doppelt denken oder doppelt kochen. Wenn du ruhig isst, ausgewogen, mit echtem Genuss und ohne ständigen Druck, dann entsteht ein inneres Milieu, in dem Energieproduktion überhaupt erst möglich wird. Energie ist kein Zufallsprodukt. Energie ist das Ergebnis deiner inneren Bedingungen. Wenn du heute beginnst, deine Mitochondrien zu entlasten, zu nähren und zu stärken, beeinflusst du nicht nur deinen jetzigen Tag, sondern auch, wie du in fünf, zehn oder 15 Jahren leben wirst. Vital, klar, aktiv. Oder müde, erschöpft, früh gealtert. Die Entscheidung beginnt in dir. Und sie beginnt jetzt.

Oxidativer Stress am Esstisch

Du sitzt beim Mittagessen. Die Stimmung ist gereizt, vielleicht ein Streit mit der Kollegin, vielleicht der ewige Schlagabtausch mit deinem Partner. Du kaust, redest, schluckst Ärger mit runter. Deine Zellen reagieren blitzschnell. In solchen Momenten läuft dein Stresssystem auf Hochtouren. Deine Mitochondrien wollen helfen und kurbeln die Energieproduktion hoch. Dafür verbrauchen sie Sauerstoff. Doch je intensiver dieser Prozess, desto mehr sogenannte Sauerstoffradikale entstehen. Sie sind Teil des Prozesses, aber im Übermaß werden sie zum Problem. Sind zu wenige schützende Antioxidantien im Körper, greifen diese Radikale Zellwände, Enzyme und sogar dein Erbgut an. Man spricht dann von oxidativem Stress – einer unsichtbaren, aber tief wirkenden Belastung, die deine Zellen auf Dauer schwächt und dich schneller altern lässt. Antioxidantien als Kapseln zu schlucken, scheint naheliegend, bringt aber wenig. Denn Radikale sind Teil eines natürlichen Systems. Entscheidend ist: die Balance. Diese entsteht durch eine stressärmere Lebensweise, echte Erholung und – wie du in diesem Buch erfährst – durch Ernährung, die deine Mitochondrien stärkt. Stress beginnt im Kopf und endet in deinen Zellen.

Die Wie-essen-Formel

Du hast bereits viel gelesen, gespürt und verstanden. Jetzt beginnt der vielleicht wichtigste Teil: die Umsetzung im Alltag. Denn echte Veränderung zeigt sich im Handeln. Dein persönliches Wie-essen-Journal (S. 188) ist ein einfacher Begleiter, der dich dabei unterstützt, neue Gewohnheiten zu verankern. Es basiert auf drei konkreten Schritten, die du ab sofort täglich beim Mittagessen übst. Sie sind leicht umzusetzen und können dein Essverhalten nachhaltig verändern. Lass dich inspirieren. Hier bekommst du einen ersten Einblick, wie das Journal aufgebaut ist:

1. 20-Minuten-Zeitinsel fürs Mittagessen

Plane dir ab jetzt täglich 20 Minuten Zeit für dein Mittagessen ein. Das ist Raum für dich, für deine Energie, für deine Lebensqualität. Denn genau so lange braucht dein Gehirn, bis es Sättigung wirklich spürt. Diese kleine Zeitinsel ist wie eine Mini-Siesta mitten im Alltag: kein Handy, kein Food-Foto, kein Multitasking. Nur du, dein Essen und vielleicht ein paar liebe Menschen. Vor allem aber: deine Präsenz am Tisch.

2. Vagus-Ritual

Vielleicht kennst du den Tennisspieler Rafael Nadal. Vor jedem Aufschlag wiederholt er genau dieselben kleinen Gesten. Warum? Weil Rituale stabilisieren. Auch du entwickelst dein eigenes Vagus-Ritual. Ganz individuell. Vielleicht ein Atemzug mit geschlossenen Augen. Ein kurzes inneres Lächeln. Oder ein stiller Gruß an deine Darmbakterien. Was auch immer dich zentriert, es ist dein Einstieg in bewussten Genuss. Dein Nervensystem wird es lieben.

3. Kauen als Achtsamkeitstraining

Du kaust nicht nur. Du beginnst zu spüren, was Kauen bewirkt. Es reduziert Anspannung, bereitet den Körper auf die Verdauung vor und sorgt dafür, dass du Nährstoffe optimal aufnimmst. Indem du kaust, sagst du deinem Körper: »Ich bin da. Ich gebe dir Zeit.« Genau das heilt.

Petras Lifehacks

Mit Ess-thetik durchs Leben

Wie ich esse, ist für mich mehr als eine Gewohnheit. Es ist ein Ausdruck von Lebenskunst. Ich nenne es Ess-thetik, das steht für achtsame Schönheit. Essen ist ein Moment der Verbindung – mit mir, meinem Körper und dem Leben.

1. Lieblingstasse, Lieblingsmoment

Ob Müsli-Schale, Besteck oder Lieblingstasse, ich esse am liebsten von genau den Dingen, die ich liebe. Sie sind für mich kleine Rituale: Sobald ich sie nutze, geht mein System auf Genuss.

2. Was ich meinem Körper sage

Vor dem Essen stelle ich mir vor, wie meine Darmbakterien oder meine Mitochondrien sich auf das freuen, was kommt. Ich sage: Gleich kommt Energie für euch. Das bringt mich in Verbindung mit meinem Körper und der Verantwortung für das, was ich ihm gebe. Es erinnert mich daran, das zu wählen, was meinem Körper wirklich guttut.

3. Hände, Stäbchen, Seitenwechsel – Essen neu erleben

Ich esse immer mal wieder mit den Händen, manchmal mit Stäbchen, oder ich wechsle beim Besteck die Hände. Das bringt mich sofort aus dem Autopilot-Modus und rein ins Spüren. Mit den Händen essen ist für mich pure Sinnlichkeit, näher geht es kaum.

4. Mit jedem Bissen: Danke

Klingt vielleicht erstmal ungewohnt, ich bedanke mich bei meinem Essen: »Danke, dass du mir guttust.« Manchmal stelle ich mir vor, wie ich es mit meiner Aufmerksamkeit energetisiere. Studien zeigen, dass Worte und Gedanken Materie beeinflussen können. Für mich ist das eine liebevolle, bewusste und stärkende Kommunikation.

5. Kaltes Wasser entspannt

Wenn ich gestresst bin, trinke ich zwischendurch ein Glas kaltes Wasser. Das aktiviert meinen Vagusnerv und bringt mich sofort aus dem inneren Alarmmodus. Ich merke, wie mein Atem ruhiger wird und mein System wieder in Balance kommt. Auch großartig: eine kalte, frische Gazpacho (im Rezeptteil, Seite S. 154, findest du mein Rezept). Ich hole mir Kühle, die mir guttut.

6. Mein Körper scannt mit

Im Supermarkt oder auf dem Markt läuft mein innerer Scanner mit. Ich merke schnell, was mein Körper will. Zu 90% gewinnt das Echte, Frische, Unverarbeitete. Kein Hokuspokus, keine Zutatenliste, die wie Chemieunterricht klingt. Sondern einfach ehrliches Essen.

7. Innehalten schmeckt mir

Zwischen zwei Bissen halte ich gerne mal inne. Das tut meinem Vagusnerv gut. Es entsteht Raum, für einen Atemzug, fürs Spüren: Bin ich noch hungrig? Möchte ich weitermachen? Diese kleinen Pausen machen den Unterschied. Sie bringen mich zurück ins Jetzt.

8. Meine Toilette? Entspannt loslassen

Ich habe vor meiner Toilette zwei Yogablöcke stehen. Damit kann ich die Knie leicht über die Hüfte bringen, wie bei einer sanften Hocke. Diese Haltung entspannt die Darmmuskulatur, erleichtert die Entleerung und unterstützt eine vollständige Reinigung.

Verdauung ist weit mehr als ein körperlicher Vorgang: Sie gehört zum ästhetischen Kreislauf des Essens. Ein Körper, der gut funktioniert, fühlt sich nämlich auch einfach schöner an.

Mein Fazit

Wie ich esse, verändert vieles. Es entschleunigt mich und macht mich bewusster. Achtsames Essen ist für mich Ästhetik, Genuss und Verbindung. Und manchmal beginnt alles mit einer Schale, die ich liebe.

Alltag: dein neues Highlight

Veränderung beginnt nicht morgen, nicht irgendwann, sondern mitten im Alltag. Oft denken wir: »Ich brauche Urlaub.« Doch dann kehren wir zurück und alles ist wieder wie vorher. Was wäre, wenn nicht der Urlaub, sondern der Alltag selbst das eigentliche Geschenk wäre? Wenn du morgens deinen Kaffee aufbrühst, ist das nicht schon Leben in seiner ganzen Fülle? Alltäglichkeit wirkt schnell selbstverständlich. Aber ist sie das wirklich? Der Alltag formt unser Leben. Nicht die Ausnahme, sondern das, was immer wiederkehrt. Und genau darin liegt seine stille Schönheit. Also feiere jeden Tag aufs Neue: Herzlich willkommen, Alltag. Ich liebe dich.

Entspannt essen und das Leben wird leichter

Wenn du dich daran gewöhnst, deine Mahlzeiten in ruhiger Umgebung und entspannt zu dir zu nehmen, wirst du das auf Dauer spüren. Ich nenne diese positiven Auswirkungen eines solchen Essverhaltens die fünf Booster für deine Lebensqualität. Denn so verbessert sie sich sichtbar, fühlbar und nachhaltig. Diese Booster zeigen dir, dass es nicht nur um das »Was« beim Essen geht, sondern ganz entscheidend auch um das »Wie«. Gerade mit zunehmendem Alter gewinnt dieses bewusste Wieessen an Bedeutung. Diese Booster lassen sich wie folgt beschreiben:

1. DEIN GEWICHT: LEICHTER LEBEN Stress macht dick. Entspanntes Essen hilft deinem Körper, wieder ins Gleichgewicht zu finden. Wer in Ruhe isst, reguliert Appetit und Hormone besser und nimmt ganz nebenbei ab. Das fühlt sich gut an.

2. DEINE SCHÖNHEIT: SICHTBARER GLOW Kaut man entspannt, dann sieht man das. Wer langsam isst, löst Stress im Gesicht, entspannt die Mimik und versorgt die Haut besser mit Nährstoffen. So kommt der Glow nicht aus dem Tiegel, sondern von innen. Schönheit beginnt mit bewusstem Genießen.

ENTSPANNT ESSEN

und das Leben wird leichter

5 Booster für deine Lebensqualität:
sichtbar – fühlbar – nachhaltig

DEIN GEWICHT –
leichter leben

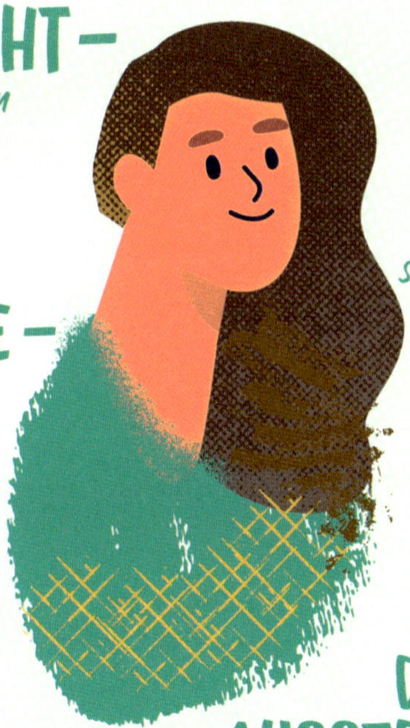

DEINE SCHÖNHEIT –
sichtbarer Glow

DEINE ENERGIE –
mehr Kraft für dein Leben

DEINE AUSSTRAHLUNG –
echte Anziehungskraft

DEINE ZEIT –
mehr Jetzt, weniger To-do-Rausch

3. DEINE ENERGIE: MEHR KRAFT FÜR DEIN LEBEN
Gestresst essen heißt: schnell, viel, falsch. Der Körper zahlt den Preis mit Energielosigkeit und Heißhunger. Wer bewusst isst, durchbricht diesen Kreislauf. Du wählst bessere Lebensmittel, hast mehr Power und beginnst, dein Leben aktiver zu gestalten.

4. DEINE AUSSTRAHLUNG: ECHTE ANZIEHUNGSKRAFT Achtsames Essen verändert deine Präsenz. Du sitzt aufrechter, bist mit allen Sinnen dabei und wirkst wie ein Ruhepol mitten im Trubel. Diese Ausstrahlung hat Wirkung: Wer genussvoll isst, sendet Wellen der Entspannung und zieht damit Menschen an, die guttun.

5. DEINE ZEIT: MEHR JETZT, WENIGER TO-DO-RAUSCH Essen ist Leben und viel zu schade für einen Nebenschauplatz. Wenn du währenddessen To-dos abhakst, verpasst du Genuss und Gegenwart. Achtsames Essen holt dich ins Jetzt, in deinen Körper, in dein Leben zurück. To-be statt To-do.

Warum essen: Das Gehirn entscheidet

Warum isst du? Wenn du jetzt kurz innehältst, merkst du es sofort: Dein Gehirn springt an. Es beginnt zu überlegen, zu analysieren, zu bewerten. Allein diese Frage aktiviert den Teil deines Gehirns, der für Reflexion, Planung und Impulskontrolle zuständig ist, den sogenannten präfrontalen Kortex. Genau darum geht es in diesem Kapitel: ums Denken, Entscheiden, Handeln. Essen ist ein hochkomplexer, neurologischer Prozess, der tief in unsere psychische Verfassung eingreift.

Wenn Essen dich verändert, bevor du es bemerkst

Der präfrontale Kortex ist das Steuerzentrum deiner bewussten Entscheidungen. In ihm wird geplant, reflektiert, abgewogen. Doch genau dieses Zentrum kann massiv gestört werden. Hochverarbeitete Lebensmittel greifen hier ein: Sie fördern stille Entzündungen, bringen biochemische Prozesse aus dem Gleichgewicht und stören ein Prinzip, das für deine geistige Gesundheit essenziell ist: die Neuroplastizität. Neuroplastizität ist die Fähigkeit deines Gehirns, sich ständig zu verändern – zu lernen, sich anzupassen, zu wachsen. Sie ist die Grundlage dafür, dass du dich entwickeln kannst. Doch durch eine dauerhaft unausgewogene Ernährung verlernt dein Gehirn buchstäblich, neue Wege zu gehen. Es wird starr. Reagiert, statt zu handeln. Und verliert jene geistige Elastizität, die dich eigentlich stark macht. Du willst dich gesund ernähren. Du willst klare Entscheidungen treffen. Doch dein Gehirn »arbeitet gegen dich«. Auch der Hippocampus, dein emotionales Gedächtnis, leidet. Er ist einer der wenigen Bereiche im Gehirn, der sich lebenslang erneuern kann. Aber industrielle Kost? Sie entzieht ihm, was er bräuchte. Die Folge: Deine emotionale Stabilität schwankt. Erinnerungen verblassen. Orientierung geht verloren. Das Fatale: Veränderungen geschehen leise. Du bemerkst sie kaum. Erst fehlt dir Energie. Dann die Lust. Was du denkst, wie du fühlst und was du tust – all das ist biochemisch codiert. Genau dort setzt die Lebensmittelindustrie an. Sie verändert dein Denken nicht symbolisch, sondern real. Du willst dich bewusst entscheiden und greifst trotzdem zur Tüte. Du willst Nein sagen und hast den Keks schon im Mund. Warum? Weil dein Gehirn längst nicht mehr frei entscheidet.

Hochverarbeitete Lebensmittel wirken mit chirurgischer Präzision auf dein Belohnungssystem. Sie liefern süß, fettig, salzig – sofort, intensiv, zuverlässig. Dein Gehirn registriert: Das funktioniert. Die Folge? Es schüttet Dopamin aus, das sogenannte Belohnungshormon. Dieses Hochgefühl wird gespeichert und ruft nach Wiederholung. Mit jedem Bissen festigt sich die Schleife. Was früher ein feines Gleichgewicht war – zwischen Hunger, Sättigung, Genuss und Versorgung – gerät aus dem Takt. Du verlierst das Gefühl für deine echten Bedürfnisse. Stattdessen isst du, um dich zu belohnen. Nicht, weil dein Körper Energie braucht, sondern weil dein Gehirn nach dem nächsten Dopamin-Kick verlangt. Ein Verlangen, das sich wie Appetit anfühlt, aber nichts stillt. Du isst. Und du bleibst trotzdem leer.

Maslow wollte Sinn, nicht Snacks

Was dir fehlt, ist nicht Kalorienzufuhr. Es ist Resonanz. Verbindung. Sinn. Vielleicht hast du schon einmal von der Bedürfnispyramide von Abraham Maslow gehört. Sie zeigt, was uns Menschen wirklich antreibt und in welcher Reihenfolge. Ganz unten stehen die Grundbedürfnisse: Nahrung, Schlaf, Sicherheit. Erst wenn diese erfüllt sind, streben wir nach mehr – nach Nähe, Selbstbestimmung, Anerkennung, nach innerem

Selfcheck

Isst du noch aus echtem Hunger?

Beantworte folgende Fragen spontan, ohne lang zu grübeln:

Ich greife zum Essen, wenn …

- (A) mein Magen knurrt.
- (B) ich mich unruhig, unsicher oder überfordert fühle.
- (C) ich mich einsam oder nicht gesehen fühle.
- (D) ich mir etwas gönnen will oder denke: »Jetzt hab ich's mir verdient.«

Nach dem Essen fühle ich mich …

- (A) angenehm gesättigt.
- (B) kurz erleichtert und dann irgendwie leer.
- (C) oft schuldig oder unverbunden mit mir selbst.
- (D) besser, aber nicht wirklich zufrieden.

Wenn ich an mein Essverhalten denke, dann …

- (A) ist es meistens klar und körperlich begründet.
- (B) ertappe ich mich bei Gewohnheiten, die wenig mit Hunger zu tun haben.
- (C) merke ich, dass Essen oft mein Trostpflaster ist.
- (D) wünsche ich mir mehr Selbstbestimmung.

Auswertung

Meistens A: Du isst aus körperlichem Hunger gut spürbar und bedürfnisnah.

Meistens B/C/D: Dein Essverhalten ist mehr ein emotionaler Übersetzer. Vielleicht willst du Sicherheit, Nähe oder Anerkennung und versuchst, sie über Essen zu simulieren.

Mein Tipp: Achte nicht nur auf dein Hungergefühl, sondern frag dich: Warum will ich gerade essen? Welches Bedürfnis will genährt werden?

Wachstum. Doch genau dieser natürliche Weg nach oben gerät ins Stocken, wenn wir emotionale Lücken mit Essen füllen. Dann bleiben wir auf der ersten Stufe stehen, obwohl wir längst bereit wären, weiterzugehen. Statt Verbindung suchen wir Vanille-Karamell-Eis. Statt Selbstwirksamkeit: einen schnellen Kick aus der Tiefkühltruhe. Kein Wunder, dass wir uns danach oft unklar, leer oder müde fühlen. Weil wir versuchen, seelischen Hunger mit etwas zu stillen, das nie dafür gedacht war. Was unser Gehirn wirklich nährt, ist nicht süß, fettig oder salzig – sondern bedeutungsvoll. Es sind die sogenannten höheren Bedürfnisse, wie Maslow sie beschrieb: das Gefühl, dazuzugehören. Gesehen zu werden. Einen Beitrag zu leisten. All das, was uns nachhaltig erfüllt.

Zwischen Jetzt und Niemals

Hochverarbeitete Lebensmittel wirken wie ein Dauerreiz auf unser Belohnungssystem. Sie aktivieren die Dopaminausschüttung und unser Gehirn lernt schnell: Das tut gut. Doch dieser Effekt hat einen Haken: Er stumpft ab. Um das gleiche Wohlgefühl zu erreichen, braucht es beim nächsten Mal ein bisschen mehr. Häufiger. Schneller. Und genau hier setzt ein zweiter Mechanismus ein: Delay Discounting. Unser Gehirn ist darauf programmiert, sofortige Belohnung höher zu bewerten als spätere. Was früher überlebenswichtig war – jetzt zugreifen, morgen ist ungewiss – wird heute zum Problem. Denn Essen ist überall. Sichtbar, verfügbar, greifbar. Wir sehen es und unser System springt an. So entstehen immer kürzere Zyklen aus Reiz, Belohnung, Verlangen. Der präfrontale Kortex, zuständig für Abwägung, Planung und Impulskontrolle, bleibt dabei meist außen vor. Er wird schlicht nicht gebraucht und wie jeder ungenutzte Muskel verliert er mit der Zeit an Stärke. Doch gerade hier liegt eine große Chance: Mit den Jahren wächst etwas in uns, das diesen Kreislauf durchbrechen kann: die kristalline Intelligenz. Sie beruht auf Erfahrung, Überblick und innerer Ruhe. Kein Aktionismus, kein Reflex, vielmehr ein tiefes Verstehen von Zusammenhängen. Wenn wir unser Gehirn gut versorgen, bleibt diese Fähigkeit lebendig. Dann wird das Alter nicht zur Schwäche, es wird zur Stärke: Wir erkennen, was uns wirklich nährt. Und treffen Entscheidungen, die Bestand haben.

Wissen, das wirkt:

Alkohol – eine unterschätzte Droge

Alkohol ist die einzige Droge, für deren Verzicht du dich erklären musst. Wer heute sagt, »ich trinke nichts«, wird oft schräg angesehen. Dabei sprechen die Fakten eine eindeutige Sprache, besonders für Frauen. Schon bei gleicher Trinkmenge wirkt Alkohol im weiblichen Körper stärker. Der Grund: weniger Körperwasser, mehr Fettanteil, kleinere Leber. Der Alkohol verteilt sich in einem kleineren Volumen und seine Konzentration im Blut steigt schneller und stärker an. Dadurch braucht die Leber länger zum Abbau, das Gehirn wird intensiver belastet. Besonders betroffen ist der Hippocampus – der Bereich, der für emotionale Erinnerungen zuständig ist und in dem sich unser Gehirn lebenslang erneuern kann. Genau hier setzt Alkohol an und stört diese Regeneration. Ein Glas am Abend mag harmlos wirken, doch die langfristigen Schäden sind real. Auch das Belohnungssystem verändert sich. Alkohol wirkt wie Zucker oder stark verarbeitete Lebensmittel: Dopamin wird ausgeschüttet, ein gutes Gefühl stellt sich ein. Doch mit der Zeit braucht es immer mehr für denselben Effekt.

Denk daran: Schon geringe Mengen erhöhen bei uns Frauen nachweislich das Brustkrebsrisiko. Internationale Empfehlungen raten inzwischen von Alkohol ganz ab. Auch die Deutsche Gesellschaft für Ernährung empfiehlt heute, möglichst ganz zu verzichten. Die gute Nachricht: Wer sich bewusst gegen Alkohol entscheidet, schützt nicht nur sein Gehirn, sondern gewinnt einen wachen Geist, echte Selbstwirksamkeit und wahrscheinlich mehr gesunde Lebensjahre.

Das Gehirn: dein sensibelstes Organ

Interessanterweise reagiert kein Organ so empfindlich auf das, was du täglich zu dir nimmst, wie dein Gehirn. Schon kleinste biochemische Veränderungen können dort weitreichende Folgen haben. Und genau deshalb ist es so entscheidend, wie du dein Denken, Fühlen und Handeln nährst. Studien zeigen: Eine natürliche, vielfältige Ernährung kann das Risiko für Depressionen senken, deine Stimmung stabilisieren und sogar den altersbedingten Abbau geistiger Fähigkeiten bremsen. Wenn wir verstehen, dass Ernährung nicht nur unseren Körper versorgt, sondern auch unser Fühlen, Denken und Handeln formt, beginnt sich der Blick auf unser Essverhalten grundlegend zu verändern. Plötzlich wird aus der scheinbar banalen Frage »Warum esse ich?« eine viel grundlegendere: Lasse ich mir von der Lebensmittelindustrie indirekt vorschreiben, was ich esse? Mit allen Konsequenzen für meine Gesundheit und mentale Klarheit? Oder entscheide ich selbst – bewusst, frei, aus einer inneren Verbundenheit heraus? Essen ist nicht nur Geschmackssache, sondern eine Entscheidung über Autonomie oder Abhängigkeit.

Die bittere Wahrheit über Zucker

Besonders deutlich wird das beim Thema Zucker. Kaum ein Stoff wirkt so stark auf dein Belohnungssystem und kaum einer bringt dein Gehirn so schnell aus dem Gleichgewicht. Tatsächlich zeigen Studien: Zucker kann süchtiger machen als Kokain. Bis zu achtmal stärker. Vor allem in Kombination mit Fett wird er zu einem perfekt designten Suchtmittel. Dein Gehirn liebt diese schnelle Energie. Es lernt schnell: Das tut gut. Aber es verlangt bald mehr. Immer mehr. Schneller. Intensiver. So beginnt sie: die Zucker-Insulin-Achterbahn. Erst der Kick, dann der Absturz. Hoch, runter, hoch, runter. Was bleibt, sind Heißhunger, Gereiztheit, Erschöpfung und ein Stoffwechsel, der kaum noch zur Ruhe kommt. Doch damit nicht genug: Die ständigen Blutzuckerspitzen bringen nicht nur deine Stimmung ins Wanken, sondern können auch stille Entzündungen im Körper entfachen. Unbemerkt, aber hochgefährlich. Zucker gilt heute als

Mitverursacher zahlreicher Erkrankungen: Diabetes Typ 2, Alzheimer, Osteoporose, Depression, Herzinfarkt, Schlaganfall, Krebs. Selbst Autoimmunerkrankungen können durch die entzündungsfördernde Wirkung von Zucker verstärkt werden.

Und dann sind da noch die sogenannten AGEs – Advanced Glycation Endproducts. Sie entstehen, wenn überschüssiger Zucker im Blut auf Eiweiße trifft. Ein Prozess, der deine Gefäße regelrecht karamellisieren lässt. Wie Zwiebeln in der Pfanne. Nur, dass es in deinem Körper gravierende Folgen hat. Diese Zucker-Eiweiß-Verbindungen lagern sich an Gewebe, Organe, Haut. Sie lassen dich schneller altern – von innen heraus. Sie fördern Entzündungen, machen das Gewebe starr und spröde, und stehen im Verdacht, neurodegenerative Erkrankungen wie Alzheimer zu begünstigen. Aber es gibt gute Nachrichten. Du kannst etwas tun. Eine pflanzenbetonte, frische Ernährung kann die Bildung dieser AGEs deutlich senken und deinen biologischen Alterungsprozess verlangsamen. Bestimmte Lebensmittel wie Rote Bete, Rucola oder Granatapfel wirken dabei wie kleine Jungbrunnen: Sie fördern die Bildung von Stickstoffmonoxid, das deine Gefäße weitet, die Durchblutung verbessert und dich von innen heraus jünger macht.

Du willst wissen, ob du bereits zuckersüchtig bist? Probiere es aus. Drei Tage ohne Zucker. Kein Honig, kein versteckter Zucker, keine Fruchtsäfte. Wenn dir das schwerfällt, ist das ein deutliches Signal. Der erste Schritt? Dreißig Tage konsequent ohne. Das klingt lang, aber genau in dieser Zeit beginnt dein Körper, sich neu zu programmieren. Es kommt zu epigenetischen Veränderungen, also zu neuen Aktivitätsmustern in bestimmten Genen. Das wiederum macht es dir leichter, dranzubleiben. Mit jeder Woche wächst dein inneres Gleichgewicht und mit ihm dein Gefühl von Freiheit.

Essen, das nährt oder nur füllt?

Gesunde Ernährung lässt sich im Grunde ganz einfach zusammenfassen: Iss echte Lebensmittel. Vor allem Pflanzen. Punkt. Klingt simpel, wird aber von den wenigsten gelebt. Denn der Großteil dessen, was heute in unserem Einkaufswagen landet, hat mit echten Lebensmitteln nicht mehr viel zu tun. Es sind Produkte, technisch optimiert, nährstoffanalytisch ausgetüftelt, lange haltbar gemacht. Aber leer.

In den sogenannten »blauen Zonen« der Welt – Orte, an denen Menschen auffallend alt, gesund und geistig klar bleiben – isst man ganz anders. Niemand zählt dort Kalorien, niemand interessiert sich für die genaue Verteilung von Fett, Kohlenhydraten oder Eiweiß. Die einen essen viel Fett, wie rund ums Mittelmeer. Andere, wie die Massai, fast nur Eiweiß. Wieder andere, wie in Mittelamerika, leben von Mais und Bohnen, also Kohlenhydraten. Der Punkt ist: Nicht das Verhältnis der Makronährstoffe ist entscheidend. Sondern die Qualität des Ganzen.

Unsere moderne Nährstoff-Logik, die uns glauben lässt, es komme nur auf das richtige Verhältnis an, ist ein »Geschenk« der Industrie an sich selbst. Diese Anteile kann sie beliebig manipulieren. Und behaupten: Jetzt ist es gesund. Doch Studien zeigen: Der Körper reagiert kaum auf das Verhältnis, aber enorm auf die Art, wie Nährstoffe eingebettet sind. Genau an diesem Punkt kommt etwas ins Spiel, was kaum jemand kennt: die Lebensmittelmatrix. Stell dir ein Salatblatt vor. Von außen unscheinbar, aber im Inneren ein Wunderwerk an biologischer Architektur. Tausende von Zellen, Schichten, Verbindungen. Diese Matrix hält alles zusammen: Vitamine, sekundäre Pflanzenstoffe, Ballaststoffe, Antioxidantien. Sie entscheidet, wie und wann diese Nährstoffe freigesetzt werden. Die Matrix verlangsamt die Verdauung. Sie sorgt dafür, dass Nährstoffe nicht einfach durchrauschen, sondern Schritt für Schritt aufgenommen werden, über den gesamten Darm verteilt. Auch der untere Darm, das Zuhause deines Mikrobioms, wird so genährt. Dabei entstehen neue Substanzen, die mit klassischen Laboranalysen gar nicht erfasst werden können, weil sie flüchtig, lebendig und nur im echten Verdauungsprozess wirksam sind. Die Industrie kann das nicht nachbauen. Also simuliert sie. Sie setzt Emulgatoren ein, künstliche Verbindungen, die das Fehlen echter Struktur kaschieren sollen. Aber sie wirken wie Waschmittel im Darm. Sie zerstören die fein abgestimmte Kommunikation zwischen Nährstoffen, Darmwand und Mikrobiom. Die Folge? Zerstörte Darmflora, stille Entzündungen, Insulinresistenz, Übergewicht, Typ-2-Diabetes, Fettleber, Konzentrationsstörungen.

Tückisch: Viele vermeintlich »gesunde« Produkte – glutenfreie Teigwaren, Selleriechips, vegane Fertigprodukte – gehören zu dieser Kategorie. In einer Studie wurden Lebensmittel in drei Gruppen eingeteilt: Naturbelassene (nicht industrielle verarbeitete) Lebensmittel mit intakter Matrix, wie Obst, Gemüse, Kräuter und Nüsse. Verarbeitete Lebensmittel mit teils erhaltener Struktur, wie Öle oder Milchprodukte. Und die ultraverarbeiteten Produkte mit künstlichen Stoffen wie Emulgatoren, hydrierten Ölen und anderen chemischen Zusatzstoffen, die die nackten Kalorien lose miteinander verbinden. Letztere machten die Studienteilnehmer krank, mental wie körperlich: Sie fördern Angst, Depression, Hirnleistungsabfall und soziale Isolation. Iss, was nährt. Nicht was nur füllt. Höre auf deinen Körper und beginne, ihn wieder zu spüren. Nicht über Zahlen. Sondern über echte, lebendige Nahrung. Denn: Der Wirkstoff im Brokkoli ist der Brokkoli.

Der Moment der Wahl

Stellen wir uns eine einfache Szene vor: Auf dem Küchentisch liegen zwei Optionen: eine Zimtschnecke, weich, süß, einladend. Daneben: eine knackige Karotte, frisch, gesund, zurückhaltend. Was passiert in unserem Inneren, wenn wir uns entscheiden sollen? Der Griff zur Zimtschnecke geschieht häufig ohne Zögern. Nicht, weil wir uns bewusst gegen die Karotte entschieden hätten, sondern weil unser Gehirn längst entschieden hat, noch bevor unser Wille sich zu Wort melden konnte. Diese Art von Entscheidung läuft unterhalb der Schwelle bewusster Kontrolle. Unser Belohnungssystem, geprägt durch frühere Erfahrungen und neurochemische Automatismen, favorisiert die schnelle, intensive Befriedigung. Die Zimtschnecke bringt Dopamin, Erinnerung an Genuss, vielleicht auch Trost. Die Karotte Vernunft, Langfristigkeit, wenig Glanz. Doch was passiert, wenn wir einen Moment innehalten? Wenn wir uns gestatten, nicht impulsiv zu handeln, sondern unsere Entscheidung bewusst zu treffen? Die Gewichtung ändert sich. Der Impuls verliert an Kraft, der Blick auf das, was uns wirklich guttut, wird klarer.

Diese scheinbar belanglosen Mikromomente sind in Wahrheit die Situationen, in denen wir unser Leben formen. Nicht durch große Umbrüche, sondern durch die Wiederholung kleiner, bewusster Entscheidungen. Eine Karotte statt der Zimtschnecke. Ein Glas Wasser statt der

Wissen, das wirkt: wenn Vitamine zur Last werden

Viele Frauen greifen wie selbstverständlich zu Nahrungsergänzungsmitteln, im Vertrauen darauf, dem Körper etwas Gutes zu tun. Doch neue Studien zeigen: Isolierte Nährstoffe wie Calcium, Vitamin D, Proteine oder hochdosierte Fette können in großen Mengen mehr Schaden anrichten als nützen. Denn sie erzeugen im Körper sogenannte Nährstoffspitzen, ähnlich wie Zuckerspitzen nach einer süßen Mahlzeit. Was passiert? Der Körper wird überflutet. Das ist schädlich, für unser Gewebe, unser System und unsere innere Balance. Einer der Gründe: Diese Stoffe liegen isoliert vor. Sie sind nicht eingebettet in die natürliche Matrix eines Lebensmittels. Also jenes komplexe Gefüge aus Vitaminen, Mineralien, Ballaststoffen, Enzymen und Pflanzenstoffen, das unser Körper kennt, versteht und verarbeiten kann. Die Lebensmittelindustrie erzählt uns gerne etwas anderes.

Sie erzeugt gezielt das Gefühl eines Mangels – bei Calcium, bei Eiweiß, bei allem, was sich gut vermarkten lässt. Doch Mangel macht Angst. Und Angst macht empfänglich. Für Produkte. Für Pillen. Für Lösungen, die keine sind. Was wir wirklich brauchen, ist nicht die nächste Kapsel, sondern echte, vielfältige Nahrung. Vollwertig, lebendig und in Zusammenhängen, die unser Körper lesen kann: Food First.

Limonade. Zehn Minuten Spaziergang statt Dauersitzen. Es klingt banal und gerade darin liegt die Kraft. In der Summe entsteht etwas Fundamentales: eine Haltung, die gelebt wird. Eine Identität. Gesundheit nicht als Zustand, der plötzlich da ist, sondern als etwas, das sich jeden Tag neu formt. Dabei geht es nicht um Disziplin als Selbstzweck, nicht ums Sich-Zusammenreißen, sondern um die Fähigkeit, sich selbst zuzuhören. Unser Gehirn, dieser innere Navigator, lernt mit –, wenn wir es zulassen. Es kann unterscheiden zwischen flüchtigem Verlangen und echter Notwendigkeit – vorausgesetzt, es ist wach, genährt und eingebunden. Genau darin liegt der Wert eines Gesundheits-Mindsets: innere Offenheit für Veränderung. Nicht festzuhalten an »so bin ich eben«, sondern die eigene Gestaltungskraft zu nutzen, um zu entdecken, wer man auch noch sein kann. Wachstum wird dann keine Anstrengung mehr, es wird zu einer bewussten Bewegung.

Was uns dabei unterstützt – oder im Weg steht – hat oft Wurzeln in der Vergangenheit. Was uns heute leicht oder schwer fällt, ist kein Zufall. Unsere Geschichte spricht durch unsere Gewohnheiten. Muster, die über Jahre gewachsen sind, beeinflussen unsere täglichen Entscheidungen. Aber sie sind nicht in Stein gemeißelt. Denn Zukunft entsteht nicht irgendwann – sie beginnt genau jetzt. Nur in der Gegenwart können wir mit der Vergangenheit in Dialog treten und etwas Neues erproben. Jedes bewusste Handeln heute schreibt an der Gewohnheit von morgen. Die Entscheidung für die Karotte ist ein Vorgriff auf eine neue Version von dir selbst.

Verhaltensänderung mit Sinn nach Antonovsky

Gesundheit beginnt nicht mit einem Ergebnis, sie wächst aus der inneren Haltung heraus. Sie entsteht dort, wo du dich körperlich, geistig, seelisch gestärkt fühlst. Genau hier setzt das Modell der Salutogenese an, entwickelt vom Medizinsoziologen Aaron Antonovsky. Im Gegensatz zur Pathogenese, die sich mit der Entstehung von Krankheit beschäftigt, fragt die Salutogenese: Was erhält uns gesund? Diese Frage lässt sich wunderbar auf die Ernährung übertragen. Denn Essen ist nicht nur Versorgung, es ist eine Handlung, durchdrungen von Wissen, Erfahrung und Bedeutung. Wer seine Gewohnheiten dauerhaft verändern möchte, braucht mehr als Disziplin: Es braucht ein inneres Verständnis dafür, warum und wie Ernährung wirkt und wie sie sich in den Alltag einfügt. Drei Dimensionen stehen hier im Zentrum: Verstehbarkeit, Handhabbarkeit und Sinnhaftigkeit.

1. Verstehbarkeit – Ernährung begreifen

Verstehen ist der erste Schritt. Wenn du nachvollziehen kannst, wie Nährstoffe deine Energie beeinflussen, warum Ballaststoffe sättigen, welche Rolle Hormone beim Essverhalten spielen, dann verändert sich dein Blick auf das, was auf deinem Teller liegt. Ebenso wichtig ist es, die eigenen Muster zu erkennen: Was veranlasst dich zu essen? Welche Gefühle oder Situationen begleiten dich dabei? Wenn Ernährung transparent wird – in der Wirkung wie im eigenen Verhalten – entsteht Klarheit. Und aus Klarheit kann eine neue Richtung entstehen.

2. Handhabbarkeit – Ernährung gestalten können

Doch verstehen allein genügt nicht. Erst in der Umsetzung zeigt sich, was wirklich möglich ist. Kochen, neue Rezepte ausprobieren, gezielt einkaufen, mit anderen über Erfahrungen sprechen, all das bringt dein Wissen in Bewegung. Genau das meinte Konfuzius, wenn er sagte: »Zu lernen und sich immer wieder daran zu üben, sodass das Gelernte ein Teil unserer selbst wird, führt zu Glück und Erfüllung.« Wenn du beginnst, Ernährung aktiv zu gestalten, und sei es nur durch kleine Veränderungen im Alltag, erlebst du Selbstwirksamkeit. Dieses Gefühl, selbst Einfluss nehmen zu können, ist ein starker Motor für langfristige Veränderung.

3. Sinnhaftigkeit – Warum du isst, wie du isst

Sinnhaftigkeit ist die tiefste Ebene. Sie entsteht, wenn du spürst, dass dein Essverhalten etwas Gutes bewirkt – in dir, für andere, vielleicht sogar in einem größeren Zusammenhang. Wenn du dich so ernährst, dass du dich stärker, bewusster oder lebendiger fühlst, entfaltet das eine heilsame Wirkung. Essen wird dann nicht zur Pflicht, es wird zur Fürsorge. Diese Fürsorge wird zu einer inneren Haltung: Weil du mit deiner Ernährung ausdrückst, was dir wichtig ist. Und genau darin liegt die Kraft, neue Gewohnheiten entstehen und sie bleiben. Darum: Konzentriere dich auf das »Warum«. Wir Menschen wehren uns nicht gegen Veränderung, weil wir sie nicht verstehen, wir sträuben uns, wenn wir sie nicht fühlen. Wenn du glaubst, dass etwas möglich ist, beginnst du, dich zu bewegen – aus echter Überzeugung, nicht aus Druck.

Ernährung, die unsere Grundbedürfnisse erfüllt

Erinnern wir uns: Ganz am Anfang dieses Kapitels sind wir Maslows Bedürfnispyramide begegnet (S. 102). Sie zeigt, was uns wirklich trägt und warum viele hochverarbeitete Produkte diese Bedürfnisse nicht erreichen. Doch genau darin liegt die Chance: Wenn Ernährung wieder greifbar wird, wenn sie Sinn bekommt und Teil unseres Lebens wird, geschieht etwas Besonderes: Dann nährt sie nicht nur deinen Körper, sondern auch das, was dich als Mensch ausmacht.

An der Basis steht etwas ganz Einfaches und gleichzeitig Existenzielles: das körperliche Grundbedürfnis, satt zu werden, Kraft zu haben, sich versorgt zu fühlen. Hochverarbeitete Produkte füllen vielleicht kurzfristig, aber sie hinterlassen oft ein leeres Gefühl. Wenn du dich stattdessen mit echter, vielfältiger Nahrung versorgst – mit Lebensmitteln, die ihre natürliche Struktur bewahrt haben – tust du weit mehr, als nur deinen Körper zu sättigen. Auch dein Gehirn profitiert. Du denkst klarer, triffst bewusstere Entscheidungen und kannst neue Gewohnheiten leichter verankern.

Auch soziale Bedürfnisse lassen sich durch Ernährung erfüllen. Essen verbindet. Wenn du kochst, teilst, gemeinsam genießt oder Neues ausprobierst, entsteht Nähe. Vielleicht entdeckst du den Wochenmarkt wieder für dich. Vielleicht lädst du öfter ein, isst bewusster, wirst neugieriger auf gute Zutaten. Ernährung wird zur Begegnung und manchmal sogar zur Einladung, das Leben zu teilen.

Es folgt das Bedürfnis nach Individualität. Wer sich mit guter Ernährung beschäftigt, wird unabhängiger von äußeren Meinungen. Du spürst, was dir guttut und das wird sichtbar. Haltung, Selbstwertgefühl, ein gutes Körpergefühl: gestärkt von innen, strahlend im Außen.

Ganz oben schließlich steht die Selbstverwirklichung: Auch sie kann mit Ernährung beginnen, als Ausdruck von Verantwortung, für dich selbst, für andere, für den Planeten. Wenn du achtsam wählst, wird Ernährung ein Teil deiner gelebten Werte.

Die SEI-Formel – weil du es dir wert bist

In diesem Abschnitt lernst du ein Werkzeug kennen, das es dir ermöglicht, alltägliche Entscheidungen bewusster zu treffen. Wie du es Schritt für Schritt in deinen Alltag integrierst, erfährst du im Kapitel zum »Wie-essen-Journal« (S. 188). Vieles, was wir täglich tun, geschieht ohne großes Nachdenken. Auch beim Essen greifen wir oft automatisch zu, folgen Impulsen, die vertraut erscheinen. Doch wenn du innehältst und beginnst, diese Impulse zu hinterfragen, öffnet sich eine neue Perspektive. Du beginnst zu spüren, was tatsächlich aus dir selbst kommt und was durch äußere Einflüsse geprägt wurde – durch Bilder, die du gesehen hast, Worte, die du gehört hast, Regeln, die du lange mitgetragen hast. Veränderung entsteht nicht allein durch Wissen. Sie braucht deine innere Zustimmung. Genau hier setzt die SEI-Formel an. Sie verbindet drei klare Prinzipien, die dich darin ergänzen, deine Entscheidungen bewusster zu gestalten und dich selbst im Alltag verlässlicher auszurichten. So wird dein Verhalten Ausdruck deiner inneren Haltung.

S – Selbstgespräch auf Augenhöhe

Wenn unser Geist im Leerlauf ist, etwa beim Warten, Spazierengehen oder wenn wir nichts Konkretes tun, schaltet sich das sogenannte Default Mode Network ein. Es verarbeitet Vergangenes, projiziert Zukunftssorgen und produziert dabei oft wenig hilfreiche Gedanken. Genau hier setzt dein neues Selbstgespräch an: Du wirst dein eigener Coach. Du steuerst deine Gedanken aktiv, indem du mit dir in der dritten Person sprichst. Statt: »Ich esse jetzt ein saftiges Sauerteigbrot.« Etwa so: »Inga isst jetzt ein saftiges Sauerteigbrot.« Diese Art zu denken, stärkt deinen präfrontalen Kortex und unterstützt dich dabei, bewusst zu handeln.

E – entgegengesetzt handeln (Opposite Action)

Manchmal braucht es Mut, etwas ganz anderes zu tun, als man gerade denkt. Wenn du Lust auf Chips hast, iss stattdessen einen Apfel oder geh eine Runde spazieren. Einfach mal anders. Du musst die Chips nicht verbannen. Aber du kannst ohne Risiko etwas Neues ausprobieren. Du kannst sie später immer noch essen. Doch allein diese Entscheidung, aus der Routine auszubrechen, verändert etwas. Dein Körper reagiert. Deine Laune auch. Mit jedem Mal wächst das Gefühl: Ich habe die Wahl. Ich kann steuern.

I – Identität leben

Wirklicher Wandel beginnt nicht mit Disziplin, sondern mit einem neuen Selbstbild. Es geht nicht darum, etwas »zu tun«, sondern darum, etwas zu sein. Du sagst nicht: »Ich will auf Zucker verzichten«, sondern: »Ich esse keinen Zucker.« Du tust nicht nur gesund – du bist jemand, die gut für sich sorgt. Genau dieses Sein ist deine Motivation. Du brauchst niemanden mehr, der dich erinnert »dranzubleiben«. Denn was du bist, musst du nicht ständig neu motivieren. Du trägst es in dir. Du bringst es durch dein Handeln in die Welt.

MIT VERSTAND ESSEN

und im Alter hellwach bleiben

5 Gesundheits-Benefits, die zusammen mehr als ihre Summe ergeben

NEUROPLASTIZITÄT BEWAHREN –
mental flexibel bleiben

SOZIAL VERBUNDEN & AKTIV –
wie in den Blue Zones

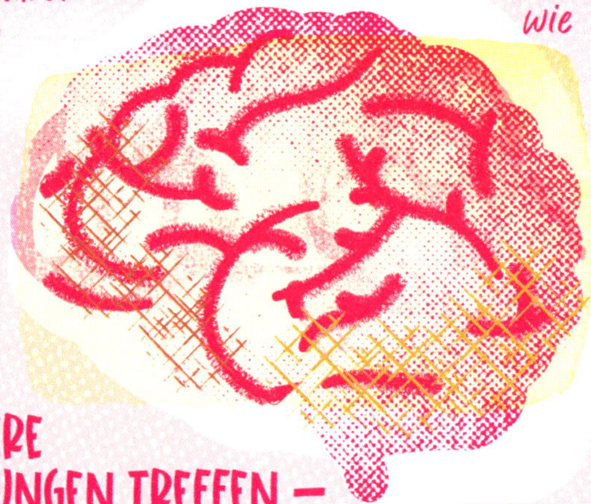

BESSERE ENTSCHEIDUNGEN TREFFEN –
Lebensqualität steigern

SINNVOLL ESSEN –
echtes Glück

SELBSTWIRKSAM UND GELASSEN –
statt im Optimierungswahn

Mit Verstand essen – und im Alter hellwach bleiben

Wenn du dauerhaft deine Mahlzeiten mit Verstand wählst und genießt, kannst du von folgenden fünf Gesundheits-Benefits profitieren, die zusammengenommen mehr bieten als ihre Summe. Nämlich dass du im Alter geistig fit und beweglich bleibst.

1. NEUROPLASTIZITÄT BEWAHREN MENTAL FLEXIBEL BLEIBEN Ein klar funktionierendes Gehirn ist kein Selbstläufer. Durch gesunde Ernährung lassen sich Entzündungsprozesse reduzieren, neue neuronale Verbindungen fördern und das Risiko für Erkrankungen wie Demenz oder Depression deutlich senken. Frauen sind im Alter besonders häufig betroffen. Ein Grund mehr, das eigene Essverhalten bewusst als Schutzfaktor zu nutzen. Wer seine mentale Gesundheit stärkt, denkt nicht nur besser, sondern lebt präsenter.

2 SOZIAL VERBUNDEN UND AKTIV WIE IN DEN BLUE ZONES In Regionen mit hoher Lebenserwartung ist Ernährung Teil eines größeren Zusammenhangs: soziale Einbindung, gemeinsames Kochen, geistige Wachheit und Bewegung im Alltag. Eine passende Ernährung hält das Gehirn wach und aufnahmefähig und macht es leichter, im Kontakt zu bleiben: mit Gesprächen, mit Gemeinschaft, mit dem Leben selbst. So entsteht Vitalität über den Tellerrand hinaus.

3 BESSERE ENTSCHEIDUNGEN TREFFEN LEBENSQUALITÄT STEIGERN Ein klarer Geist ist die Basis für vorausschauendes Handeln. Durch gezielte Ernährung lässt sich die mentale Leistungsfähigkeit schützen und mit ihr die Fähigkeit, überlegt zu entscheiden und langfristige Ziele zu verfolgen. Statt impulsivem Handeln entsteht eine Haltung, die trägt. Das steigert die Lebensqualität auf allen Ebenen.

4. SINNVOLL ESSEN ECHTES GLÜCK Der Mensch ist nicht auf Glück ausgerichtet, sondern auf Sinn – so brachte es der Psychiater Viktor Frankl auf den Punkt. Tatsächlich: Sinn entsteht, wenn wir etwas tun, das Bedeutung hat. Bewusst zu essen, achtsam zu wählen, Verantwortung zu übernehmen, das verändert nicht nur unser Verhalten, sondern auch unser Erleben. Der schnelle Dopamin-Kick verliert an Reiz, weil das, was wir tun, auf einer tieferen Ebene erfüllt.

5. SELBSTWIRKSAM UND GELASSEN – STATT IM OPTIMIERUNGSWAHN Gesunde Ernährung heißt nicht, alles perfekt zu machen. Wer versteht, dass Gesundheit ein Weg ist – nicht ein Zustand –, entwickelt Selbstverantwortung statt Selbstoptimierungsdruck. Ernährung wird zum Ausdruck von Selbstwirksamkeit, nicht von Kontrolle. Und je klarer das Denken, desto ruhiger der innere Kurs: präsent, offen, stabil.

Petras Lifehack

Was nährt mich?

Essen ist für mich Verbindung, Freude und Bewusstsein. Ich erlebe es nicht als Routine, sondern als Beziehung – zu mir, zur Natur, zum Leben. Einige Haltungen haben sich in meinem Alltag bewährt, sie geben mir Orientierung und haben mein Warum-Essen geprägt:

1. Neugierig bleiben

Ich entdecke Ernährung immer wieder neu, nicht nur auf dem Teller, sondern im Gespräch. Ich liebe es, mit Menschen zu sprechen, die Lebensmittel herstellen, verkaufen oder in der Küche veredeln. Ihre Geschichten, ihr Wissen, ihre Haltung berühren mich. Diese Neugier öffnet mir Türen, weitet meinen Blick und lässt mich Verbundenheit mit dem Produkt, der Region und dem Handwerk spüren. Essen wird so viel mehr als bloße Nahrungsaufnahme.

2. Heitere Gelassenheit kultivieren

In Gesellschaft esse ich mit Freude das, was auf den Teller kommt. Für mich ist Genuss kein starres Konzept, sondern eine bewegliche Haltung: liebevoll, mitfühlend, menschlich. Mein Körper kann damit gut umgehen. Es geht nicht um 100 %, sondern um Balance, Vertrauen und echte Genussmomente.

3. Dem Körper vertrauen und umgekehrt

Ich habe das Gefühl, mein Körper vertraut mir. Und ich vertraue ihm. Dieses Wechselspiel fühlt sich an wie eine innige Freundschaft. Ich höre hin, wenn er sich meldet, und er kann sich auf mich verlassen. Es ist ein feines Zwiegespräch. Das stärkt mein Körpergefühl und gibt mir Sicherheit in meinen Entscheidungen.

4. Wertschätzung leben – auf allen Ebenen

Wenn ich Lebensmittel kaufe, achte ich bewusst auf ihre Herkunft. Direkt vom Hof, aus kleinen Läden oder in Bio-Qualität. Weil ich weiß, wie viel Idealismus und Hingabe dahintersteckt, schätze ich diese Arbeit zutiefst und unterstütze sie gerne. Geben und Nehmen mit Respekt und Dankbarkeit.

5. Die Schönheit der Natur sehen

Eine Erdbeere im Sonnenlicht, das Knacken einer Karotte, der Duft frischer Kräuter, das berührt mich. Ich finde Lebensmittel wunderschön, voller Ästhetik, Lebendigkeit und Tiefe. Auch Zwiebeln, Kartoffeln oder Kohl haben für mich etwas Magisches. Wenn ich genau hinschaue, erkenne ich das Wunder, das in jedem einzelnen Lebensmittel steckt. Das nährt nicht nur meinen Körper, sondern auch mein Staunen.

6. Gesund essen, weil ich es will

Für mich ist gesundes Essen eine Einladung. Ich will nährstoffreiche, farbenfrohe, aromatische Lebensmittel, weil sie mein Leben bereichern. Gesunde Küche schmeckt für mich sinnlich, kraftvoll, überraschend. Ich liebe es, wenn sich Aromen entfalten, Texturen spielen und mein Körper mit jeder Zelle sagt: Was für ein Fest(essen).

7. Für das Ganze essen: One Health leben

Jede Entscheidung auf dem Teller hat Wirkung, auf mich, auf andere, auf die Welt. Ich esse mit dem Bewusstsein, dass alles miteinander verbunden ist: meine Gesundheit, die Böden, die Tiere, das Klima. Ich will einen Beitrag leisten, mit Lust, mit Verantwortung, mit Freude. Das Warum-Essen ist für mich ein Teil von gelebter Nachhaltigkeit.

8. Erleben, wie Nahrung entsteht

Seit ich Teil eines Selbsterntehofs bin, hat sich mein Blick auf Lebensmittel verändert. Ich weiß, wie viel Arbeit, Geduld und Liebe darin steckt. Wenn ich drei reife Tomaten ernte, ist das für mich eine Freude. Ich schmecke Sonne, Boden und Sorgfalt und spüre, was es bedeutet, Nahrung wertzuschätzen. Das hat mein Warum-Essen tief verändert.

Mein Fazit

Essen ist Haltung. Mein Warum gibt meinem Essen Sinn, Tiefe und Richtung. Es verbindet mich mit dem Leben, mit Menschen, mit der Natur. Es macht mich zufrieden. Dieses Warum-Essen trägt mich, nährt mich, stärkt mich.

Rezepte – mit Wirkung

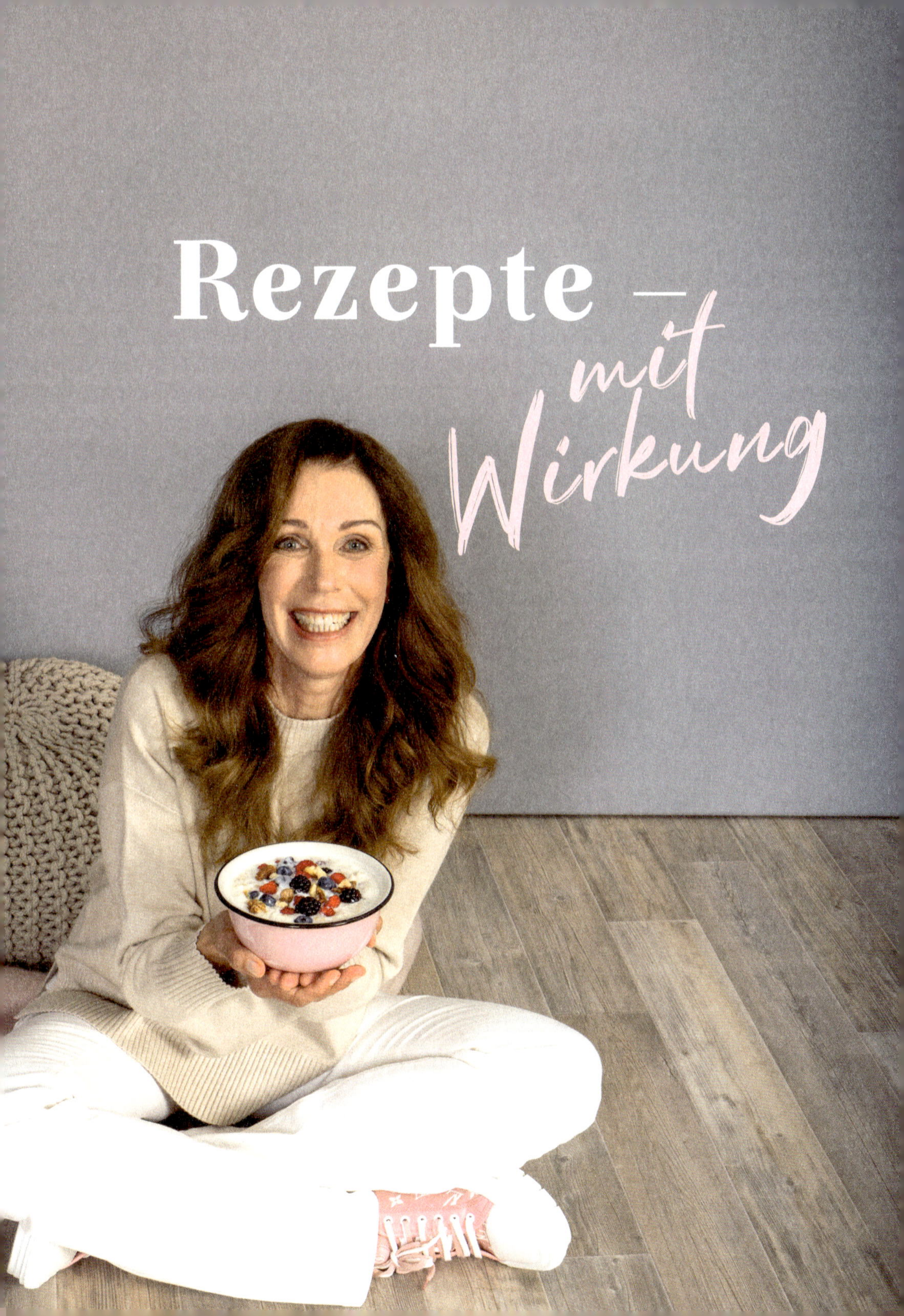

Selber kochen hält gesund

Kochen und Heilen waren über Jahrhunderte hinweg untrennbar miteinander verbunden. In alten Kochbüchern standen nicht nur Rezepte, sondern Anleitungen zur Gesunderhaltung. Heute klafft eine Lücke zwischen Ernährung und Heilkunst, als hätte man vergessen, dass beides untrennbar miteinander verbunden ist. Obwohl die Verbindung langsam wiederentdeckt wird, richtet sich der Fokus fast ausschließlich auf das »Was«. Es geht um Nährstoffe, Superfoods, Supplemente, Diäten, aber nicht mehr um den bewussten Akt des Kochens selbst. Dabei zeigt sich immer deutlicher: Der Akt der Zubereitung ist mindestens so bedeutend wie die Wahl der Zutaten.

Studien belegen, dass mit dem Rückzug aus der eigenen Küche nicht nur das Kochen, sondern auch unsere Gesundheit verloren gegangen ist. Seitdem wir weniger selbst kochen, steigen chronische Erkrankungen und Zivilisationskrankheiten. Wir essen häufiger, unstrukturierter, überall und jederzeit. Mit jedem Griff zu Fertigprodukten, Lieferservices oder Convenience-Food entgleitet uns etwas Entscheidendes: die bewusste Beziehung zu unserer Nahrung. Zugleich ist belegt: Je mehr Zeit wir für die Zubereitung unserer Speisen aufwenden, desto gesünder sind wir. Und je weniger wir kochen, desto eher greifen wir zu industriell verarbeiteten Angeboten, verlieren unser natürliches Hungergefühl und essen mehr, als uns guttut. So wird das Kochen selbst zur verlässlichen Vorhersage für Gesundheit: Wer kocht, lebt gesünder.

Kochen ist eben viel mehr als die Herstellung von Essen. Es strukturiert unseren Tag, erdet uns, bringt uns ins Hier und Jetzt. Kochen erfordert Hingabe, Aufmerksamkeit, einen echten Moment der Präsenz. Während wir beim Bestellen oder Aufwärmen mühelos Multitasking betreiben – noch schnell Mails checken, scrollen, shoppen – »zwingt« uns das Kochen zu einer Form des Unitaskings: Wenn du Zwiebeln schneidest, kannst du nur das tun. Kein Multitasking, keine Ablenkung, nur der Duft, das Schneiden, das Knistern des Öls in der Pfanne. Gleichzeitig bringt Kochen eine klare zeitliche Struktur zurück: Wer kocht, isst oft bewusster, zu festen Zeiten, mit echtem Hunger und nicht, weil gerade eine Tüte Chips offen ist. Es ist paradox: Je mehr Zeit wir mit Essen verbringen, desto weniger verbringen wir damit, es zuzubereiten. Und je weniger wir kochen, desto mehr essen wir – und oft nicht das, was uns wirklich guttut.

Gerade für Frauen wirft das Thema zusätzlich gesellschaftspolitische Fragen auf. Ist das etwa ein Rückschritt, die Rückkehr an den Herd? Oder ist es nicht vielmehr das Gegenteil, ein kraftvoller Akt der Selbstermächtigung? Kochen bedeutet heute nicht mehr bloß Arbeit, sondern Freiheit. Wer kocht, entscheidet selbst. Wer kocht, bleibt unabhängig. Wer kocht, nimmt seine Gesundheit selbst in die Hand. Diese Fähigkeit ist ein Schatz, der in jeder Generation neu gepflegt werden sollte, nicht nur von Frauen, sondern von uns allen. Denn Kochen heißt, Verantwortung zu übernehmen. Für sich selbst, für andere, für die Zukunft. Und gerade, weil es heute so einfach ist, sich Essen liefern zu lassen, ist es umso kostbarer, es selbst zuzubereiten. Dabei geht es nicht darum, dass jedes Gericht spektakulär ist. Im Gegenteil: Kochen darf einfach sein. Nicht zu salzig, nicht zu süß, nicht zu fettig, anders als das, was die Lebensmittelindustrie uns aufdrängt. Natürliches Essen darf nach Natur schmecken. Bitterstoffe etwa – enthalten in Kräutern und Gewürzen – sind kein Makel, sondern ein Geschenk. Sie machen schneller satt, regulieren unseren Appetit auf natürliche Weise und bringen eine gesunde Tiefe in den Geschmack.

Vielleicht ist es genau diese Tiefe, die das Kochen so nah an Kunst rückt. Kochen ist wie Musik: vergänglich, sinnlich, einzigartig im Moment. Wie der Klang eines Liedes oder das Aufblühen der Kirschblüten in Japan. Gerade diese Vergänglichkeit macht es so wertvoll. Es ist kein

Prozess, der archiviert werden kann. Du kannst ihn nur erleben, im Jetzt. So wird die Frage »Kochen oder nicht kochen?« zu einer der entscheidenden Fragen unserer Zeit, insbesondere, wenn es um unsere Langlebigkeit, unsere Freiheit und unsere Selbstbestimmung geht. Kochen ist kein Rückschritt, sondern ein bewusster Schritt nach vorne. Es ist eine Haltung, ein Statement, eine Einladung. Lass uns also kochen – freudig, bewusst und mit dem Wissen: Es ist der wahrscheinlich einfachste und zugleich kraftvollste Weg, langfristig gesund und unabhängig zu leben.

In diesem Kapitel findest du Rezepte für das Frühstück, das Mittag- und Abendessen, Ideen für Würzzutaten und zum Knabbern sowie für ein paar Pralinen. Frühstücksrezepte liegen mir sehr am Herzen. Denn jeder Morgen ist ein Neuanfang. Dein Körper ist aufnahmebereit wie ein weißes Blatt Papier. Was du jetzt isst, wird zur energetischen Grundlage für den ganzen Tag. Nimm dir Zeit und frühstücke bewusst!

Zur Mittagszeit verlangsamt sich vieles, dein Geist, dein Tempo, dein Antrieb. Dein Verdauungssystem aber läuft auf Hochtouren. Jetzt ist der Moment, gut zu wählen: Was nährt dich wirklich? Was darf gehen? Ein achtsames Essen hilft dabei, diesen natürlichen Prozess zu unterstützen. Es bringt dich zurück in deine Mitte. Meine Rezepte werden dich dabei unterstützen. Und wenn du am Ende des Tages noch Energie in dir trägst, dein System langsam zur Ruhe kommen will, lädt das Abendessen ein, diesen Übergang bewusst zu gestalten. Ob allein oder mit lieben Menschen: Gönn dir diesen Moment des Innehaltens. Lass den Tag ausklingen mit etwas, das dich sättigt, nährt und friedlich stimmt. Er ist mehr als nur eine Mahlzeit.

Im Teil »Knack & Würz« habe ich dir ein paar Mischungen, Toppings und Gewürze für deinen Kaffee, den Salat oder den kleinen Snack zwischendurch zusammengestellt, denn manchmal sind es die kleinen Dinge, die ein Gericht besonders machen. Ein Löffel hier, ein Streuen da und dein Essen bekommt eine neue Qualität. Diese kleinen Helfer begleiten dich durch den Tag: unaufdringlich, geschmackvoll und wirksam. Und da wir schließlich alle wissen, dass Süßes uns ein Gefühl von Geborgenheit schenkt, sollen dich meine Pralinen-Rezepte nach einer Mahlzeit liebevoll erfreuen, weich stimmen und deine Sinne umhüllen. Lass sie langsam auf der Zunge zergehen, für einen Hauch von Luxus im Alltag.

Erfrischender grüner Ananas-Powershake

Für 2 Portionen

15 Min.

½ kleine Ananas (ca. 200 g)

1 Banane

1 Avocado

50 g Spinat

3 Stiele Basilikum

1 TL Zitronensaft

1 EL Hanfsamen

¼ TL gemahlene Bourbon-Vanille

½ EL Kokosöl

300 ml ungesüßtes Kokoswasser

Ananas und Banane schälen, in Stücke schneiden. —— Avocado schälen, Fruchtfleisch mit einem Löffel herauslösen. —— Spinat waschen, verlesen. Basilikum waschen, Blätter abzupfen. Alle Zutaten in einen Mixer geben und 1 Min. cremig mixen. —— Powershake in 2 Gläser füllen und genießen.

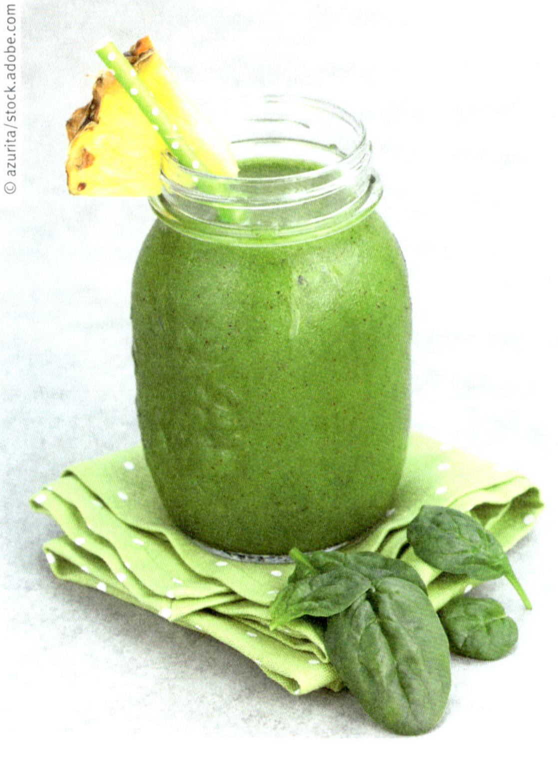

Samtiger Coffee-Dattel-Smoothie

Für 2 Portionen

10 Min.

150 ml frisch gekochter Kaffee (gerne Filterkaffee)

2 getrocknete Datteln, entsteint

2 EL gemahlene Mandeln

2 EL Haferflocken

1 TL Tahin (Sesammus)

1 TL gemahlener Zimt

250 ml Pflanzendrink (z. B. Soja-, Hafer- oder Erbsendrink)

Kaffee nach Belieben abkühlen lassen oder warm verwenden. —— Datteln in grobe Stücke schneiden. —— Alle Zutaten in einen Mixer geben und 1 Min. cremig mixen. —— Coffee-Smoothie in 2 Gläser füllen und genießen. Nach Belieben mit Eiswürfeln servieren.

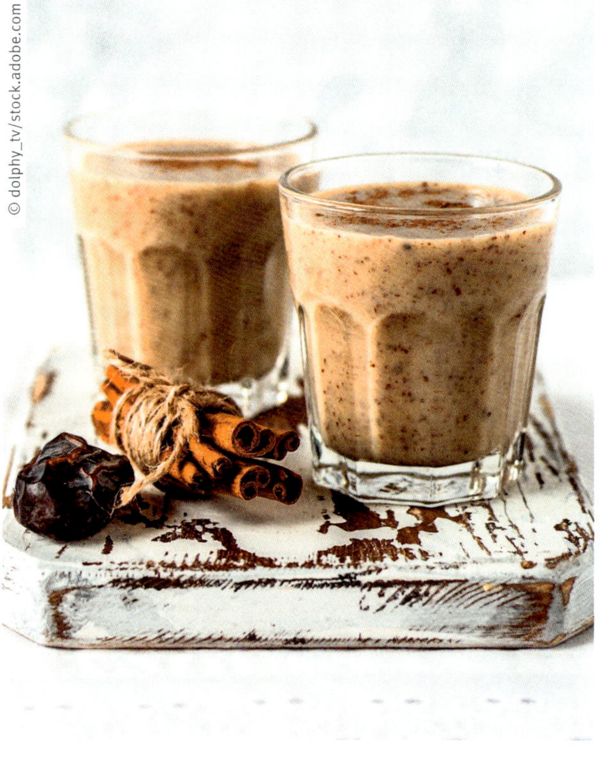

Morgenrot – Heidelbeer-Smoothie

Für 2 Portionen

15 Min.

250 g Heidelbeeren (frisch oder TK)

1 Orange

1 Banane

100 g Rote Bete (gegart, vakuumiert)

2 Stiele Basilikum

4 EL Hirseflocken (40 g)

1 Prise gemahlene Tonka-Bohne

1 EL Leinöl

400 ml ungesüßtes Kokoswasser

Frische Heidelbeeren waschen. TK-Heidelbeeren etwas antauen lassen. — Orangensaft auspressen. — Banane und Rote Bete schälen und in grobe Stücke schneiden. — Basilikum waschen, Blätter abzupfen. — Vorbereitete und restliche Zutaten in einen Mixer geben und 1 Min. cremig mixen. — Heidelbeer-Smoothie in 2 Gläser füllen und genießen.

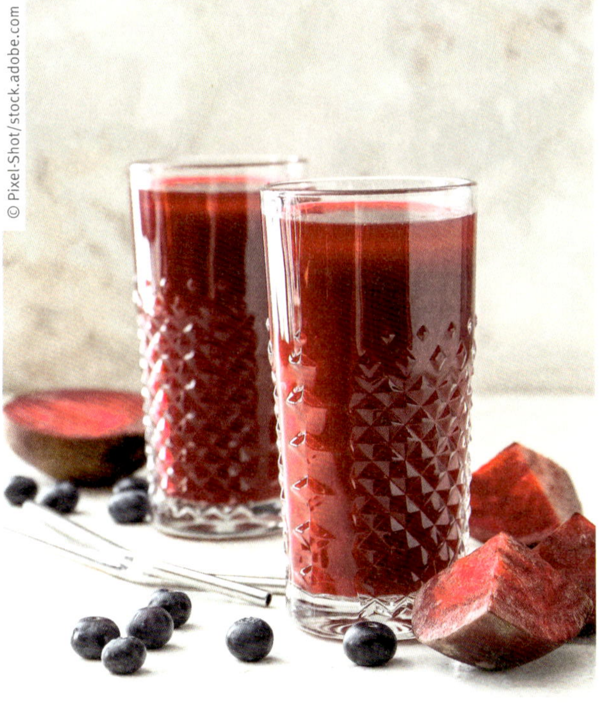

Warmer Graupenbrei mit Kirschen

Für 2 Portionen

35 Min.

100 g Rollgerste

2 Kardamomkapseln

2 Gewürznelken

½ TL Salz

100 g Kirschen (oder anderes saisonales Obst)

2 EL Walnusskerne

1 EL Öl (z. B. Walnuss- oder Hanföl)

1 EL Honig

200–300 ml Pflanzendrink (z. B. Soja-, Hafer- oder Erbsendrink)

Gerste mit 250 ml Wasser, Kardamomkaspeln, Nelken und Salz in einen Topf geben. — 25 Min. unter Rühren kochen. Evtl. noch etwas Wasser zugeben. — Inzwischen Kirschen waschen, entsteinen. — Walnüsse grob hacken. — Kardamomkapseln und Nelken aus dem Brei entfernen. — Öl, Honig und Pflanzendrink zum Brei geben und unterrühren. — Kirschen und Walnüsse auf dem warmen Graupenbrei verteilen.

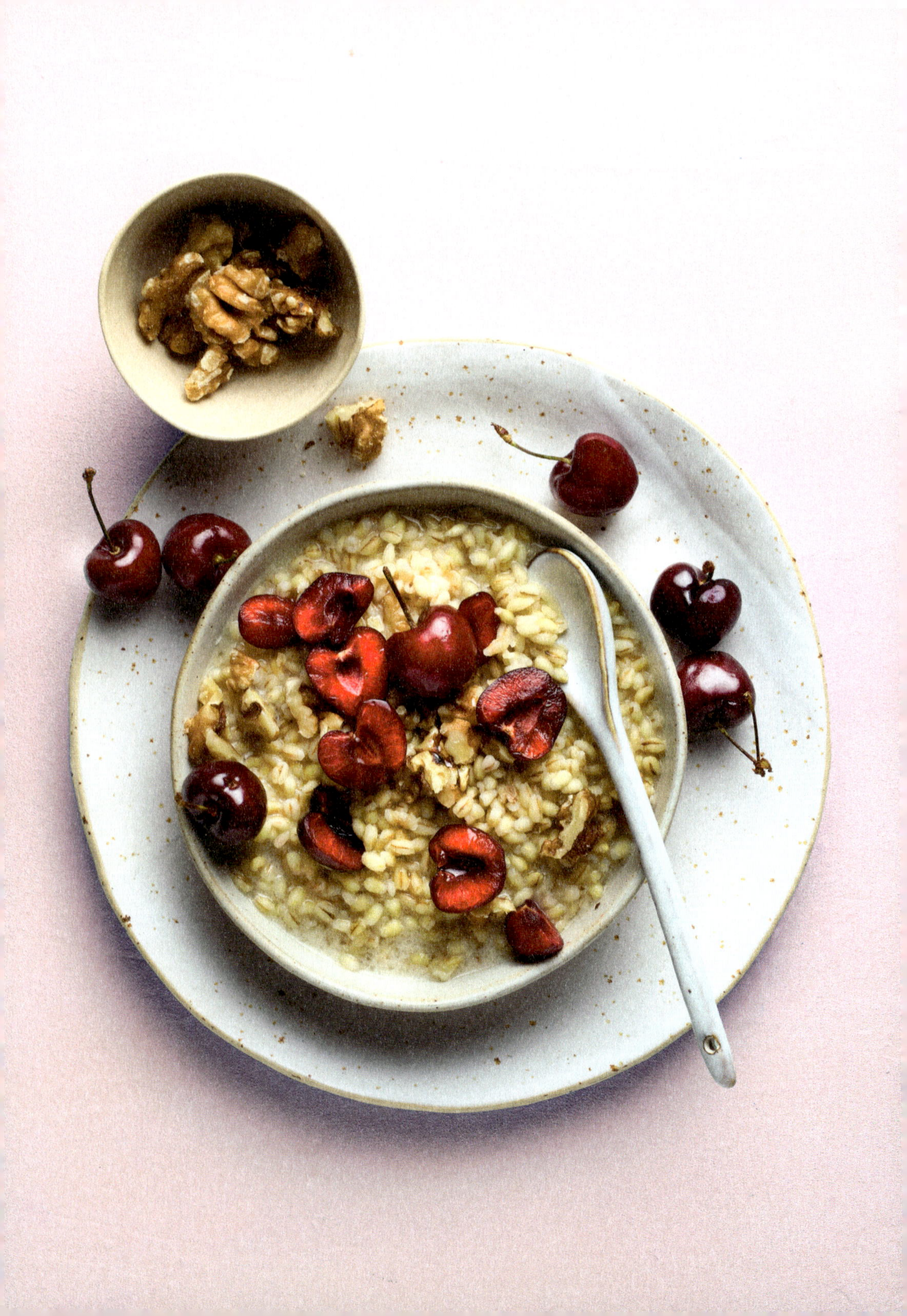

Sättigender Apfel-Feigen-Joghurt

Für 2 Portionen

10 Min. + 12 Std. Wartezeit

6 getrocknete Feigen

2 EL Kürbiskerne

2 EL gehackte Mandelkerne

4 TL Leinsamen

2 Äpfel

300 g Joghurt

evtl. Gänseblümchen zum Verzieren

2 verschließbare Gläser à 500 ml

Am Vorabend Feigen und Kürbiskerne grob zerkleinern. Mit Mandeln und Leinsamen auf 2 Gläser verteilen. — Sehr gut mit Wasser bedecken. — Gläser verschließen und über Nacht in den Kühlschrank stellen. — Am nächsten Morgen Äpfel waschen, würfeln und unterheben. — Gläser mit Joghurt auffüllen. Eventuell mit Gänseblümchen verzieren.

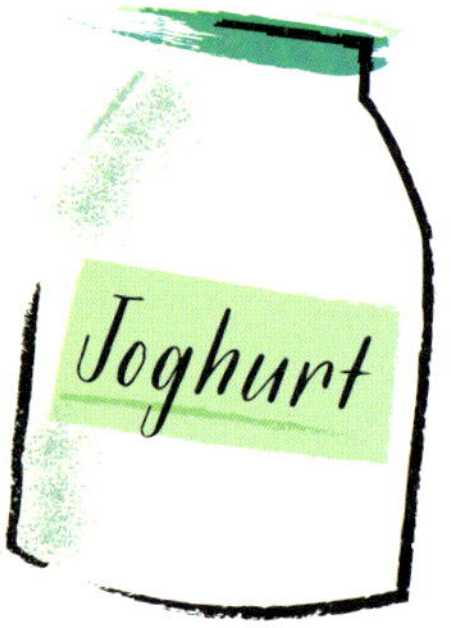

Erfrischendes
Raita-Gemüse-Müsli

Für 2 Portionen

15 Min.

8 Kirschtomaten

½ Salatgurke

1 Handvoll Rauke oder Römersalat

½ Bund Kräuter nach Wahl (z. B. Petersilie, Schnittlauch, Minze)

½ Bio-Zitrone

250 g Joghurt

Salz

½ TL gemahlener Kreuzkümmel

1 EL Sesamsamen

4 EL Haferflocken

2 verschließbare Gläser à 500 ml

Tomaten, Gurke und Rauke waschen und klein schneiden. — Kräuter waschen, fein schneiden. — Zitrone waschen, Schale fein abreiben. Saft auspressen. Beides mit Joghurt, Kräutern, Salz, Kreuzkümmel und Sesam verrühren. — Zuerst Joghurt, dann Haferflocken, Gemüse und Rauke übereinander in 2 Gläser schichten. — Vor dem Servieren gut mischen.

TIPP Auch zum Mitnehmen ins Büro geeignet.

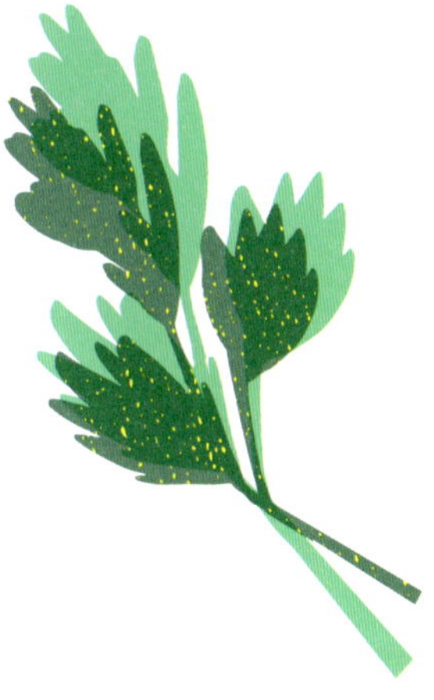

1001-Nacht – Overnight-Oats mit Aprikosen

Für 2 Portionen

10 Min. + 12 Std. Wartezeit

100 g Bulgur

2 EL Haferflocken

250 ml frisch gepresster Orangensaft

4 frische Aprikosen

4 getrocknete Aprikosen

250 g Magerquark

2 TL flüssiger Honig

2 TL gehackte Pistazienkerne

2 verschließbare Gläser à 500 ml

Am Vorabend Bulgur und Haferflocken auf 2 Gläser verteilen. — Orangensaft dazugießen. — Gläser verschließen und über Nacht in den Kühlschrank stellen. — Am nächsten Morgen Aprikosen waschen. Getrocknete und frische Aprikosen klein schneiden. — Quark, Honig und vorbereitete Früchte schichtweise auf die Bulgur-Haferflocken-Mischung geben. — Overnight-Oats mit Pistazien bestreuen.

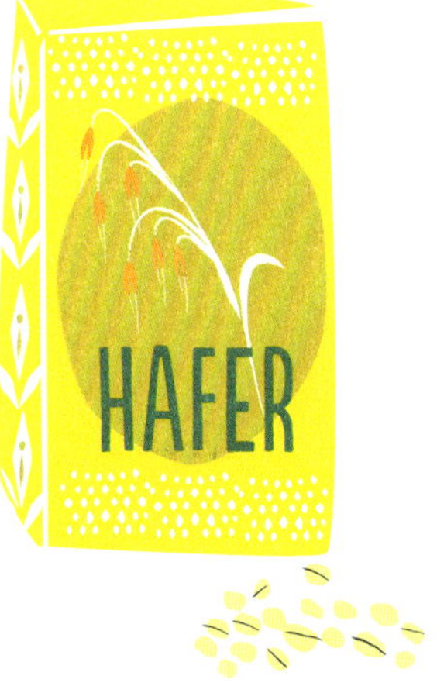

Goldener Ofen-Lupinen-Porridge mit Pfirsich

Für 2 Portionen

15 Min. + 25. Min. Backzeit

60 g Lupinenschrot oder -flocken

60 g Haferflocken

2 TL Honig

2 Prisen gemahlene Bourbon-Vanille

200 ml Pflanzendrink (z. B. Soja-, Hafer- oder Erbsendrink)

2 Pfirsiche

6 getrocknete Datteln, entsteint

3 EL Paranusskerne

2 TL Hanfsamen

2 TL gemahlener Zimt

2 Weckgläser à 500 ml

Den Backofen auf 180 °C (Umluft: 160 °C) vorheizen. — Je 30 g Lupinenschrot und Haferflocken in 1 Weckglas geben. Je 1 TL Honig, 1 Prise Vanille und 100 ml pflanzliche Milch zugeben, verrühren und 5 Min. quellen lassen. — Inzwischen Pfirsiche waschen, in kleine Stücke schneiden. Datteln klein schneiden. Paranüsse grob hacken. — Datteln, Paranüsse, Hanfsamen und Zimt auf die Gläser verteilen. Mit Pfirsichen abschließen. — Lupinen-Porridge offen auf der mittleren Schiene 25 Min. backen. Herausnehmen und etwas abkühlen lassen.

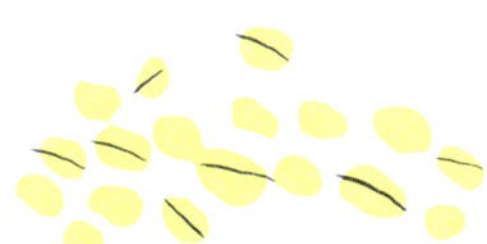

Frühlingsgrüne Erbsen-Proteincreme auf Sauerteigbrot

2 Portionen

15 Min.

350 g TK-Bio-Erbsen
2 Tomaten
¼ rote Chilischote
1 rote Zwiebel
½ Bund frische Kräuter deiner Wahl (Dill, Schnittlauch, Koriandergrün)
½ Zitrone
3 EL Olivenöl
2 EL Kürbiskerne
Salz
Pfeffer
4 Scheiben Sauerteigbrot

Erbsen mit etwas Wasser in einen Topf geben und 5 Min. köcheln lassen. — Inzwischen Tomaten und Chilischote waschen, klein schneiden. — Zwiebel schälen, würfeln. — Kräuter waschen, klein schneiden. — Zitrone auspressen. — Erbsen abgießen. Mit Zitronensaft und Öl pürieren. — Vorbereite Zutaten und Kürbiskerne unter die Erbsencreme heben. Mit Salz und Pfeffer würzen. — Brot nach Belieben toasten und mit Erbsen-Proteincreme bestreichen.

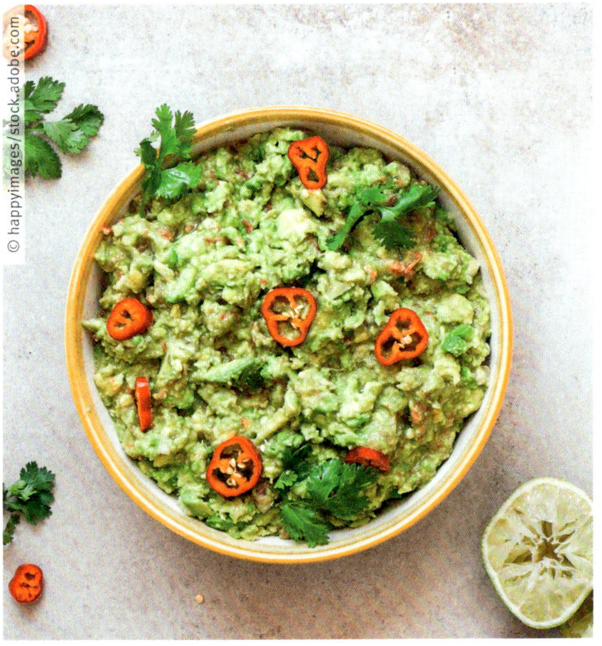

Luftiges veganes Rührei

Für 2 Portionen

15 Min.

200 g Tofu

1 rote Zwiebel

2 EL Sojadrink

1 TL gemahlene Kurkuma

1 EL Senf

2 EL Hefeflocken

Salz (evtl. Kala Namak, Schwarzsalz, das Rührei-Geschmack erzeugt; geht aber auch mit normalem Salz)

Pfeffer

1 grüne Paprikaschote

1 Handvoll Baby-Spinat

1 EL Olivenöl

2 EL Sprossen (z. B. Bockshornkleesprossen)

Tofu mit einer Reibe reiben, sodass grobe Krümel entstehen. —— Zwiebel schälen, würfeln. —— Tofu, Zwiebel, Sojadrink, Kurkuma, Senf und Hefeflocken gut mischen. Mit Salz und Pfeffer würzen. Paprika waschen, in mundgerechte Stücke schneiden. —— Spinat waschen, verlesen. —— Öl in einer Pfanne erhitzen. —— Tofu-Masse darin unter Rühren anbraten. —— Tomaten und Spinat zum Tofu geben und alles unter Rühren 4 Min. braten. —— Rührei mit Sprossen bestreut servieren.

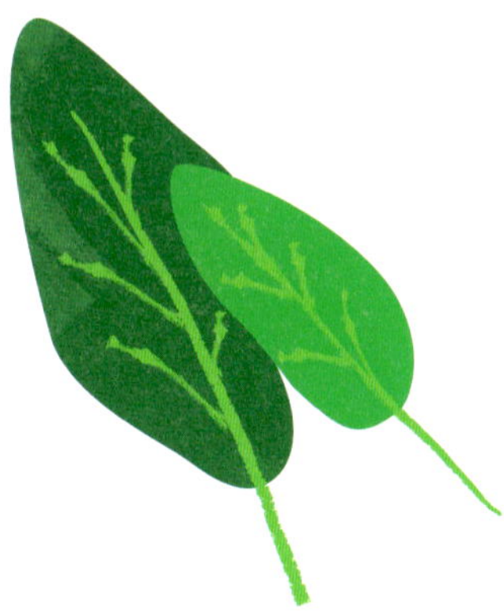

Rezeptbaukasten

Kreiere deinen perfekten Porridge

1. Deine Getreidebasis:

ca. 50 g Flocken oder ganze Körner pro Portion

2. Flüssigkeit:

Wasser, Pflanzendrink, Fruchtsaft oder Kokoswasser

Für gekochten Porridge: ca. 350 ml Flüssigkeit pro Portion

Für Birchermüsli: ca. 100 ml Flüssigkeit pro Portion

3. Warm oder kalt?

Für gekochten Porridge: Die Körner mit ca. 350 ml Flüssigkeit pro Portion sanft kochen.

Für rohes Birchermüsli: Getreide, evtl. vorgekocht, mit ca. 100 ml Flüssigkeit pro Portion mischen.

4. Dein Topping – für Geschmack, Textur und Diversität

Als Topping eignen sich Obst und Gemüse (roh, gedünstet oder getrocknet) sowie Nüsse, Samen & Nussmus oder auch Gewürze, Blüten und Kakaonibs oder Kokosflocken. Du kannst auch mehrere Toppings wählen.

Dein Rezeptbaukasten:

Porridge

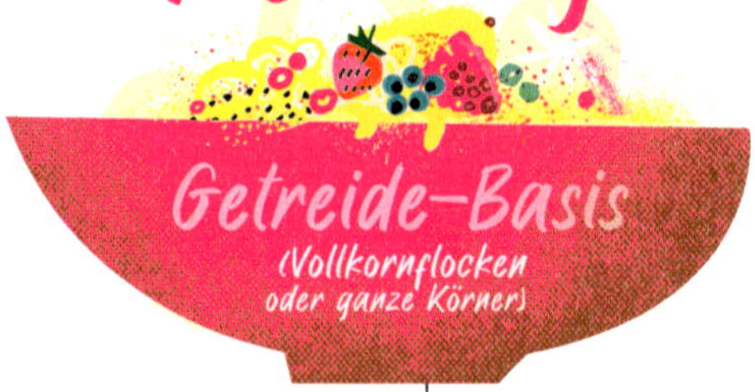

Flüssigkeit

→ die Verbindung der Zutaten
(Wasser, Pflanzendrink, Fruchtsaft, Kokoswasser)

WARM:

gekochter Porridge

Flocken oder ganze Körner kochen

KALT:

rohes Birchermüsli

Flocken oder Getreide mit Flüssigkeit vermischen, geriebenen Apfel, Zitronensaft, Naturjoghurt dazugeben.
Über Nacht kühl stellen.

TOPPING 1:

Obst und Gemüse (Apfel, Aprikosen, Beeren, Datteln, Kirschen, Stachelbeeren Pflaumen, Rhabarber, Rosinen, geraspelte Karotten)

TOPPING 2:

Nüsse, Samen & Nussmus (Hanfsamen, Haselnüsse, Kürbiskerne, Chia-, Lein-, Sesamsamen, Sonnenblumenkerne, Walnüsse, Paranüsse, Mandel- oder Cashewmus)

TOPPING 3:

Gewürze, Blüten & Extras (Kurkuma, Zimt, Muskat, Vanille, Kakaonibs, Kokosflocken, Kornblumen, Ringelblumen), frische Kräuter (z.B. Melisse, Basilikum)

Tipp: Mal cremig und warm, mal frisch und kühl – je nach Jahreszeit lässt sich der Porridge abwandeln: zu einem erfrischenden Birchermüsli mit Joghurt, Apfel und Johannisbeeren im Frühling und Sommer, im Herbst und Winter zu einem wärmenden Brei aus Gerste, gewürzt mit Ingwer und Vanille.

Roher Brokkoli-Salat mit Caesar-Dressing

Für 2 Portionen

20 Min.

600 g Brokkoli
1 Birne
70 g Cashewkerne
100 g Paranusskerne
1 TL Kapern
1 Knoblauchzehe
3 EL Hefeflocken
1 TL Senf
4 EL Limettensaft
etwas Sojasauce
Pfeffer

Brokkoli waschen, in kleine Röschen teilen. — Birne waschen und in kleine Stücke schneiden. — Für das Dressing Cashewkerne, Paranüsse, Kapern, Knoblauch, Hefeflocken, Senf und Limettensaft glatt pürieren. Mit Sojasauce und Pfeffer abschmecken. Eventuell 1–2 EL Wasser zugeben, falls das Dressing zu dickflüssig ist. — Brokkoli und Birne auf 2 Tellern anrichten. — Brokkoli-Salat mit Caesar-Dressing beträufeln.

DAS PASST DAZU: Nach Belieben Leinsamen-Karotten-Cracker (S. 139) dazu reichen.

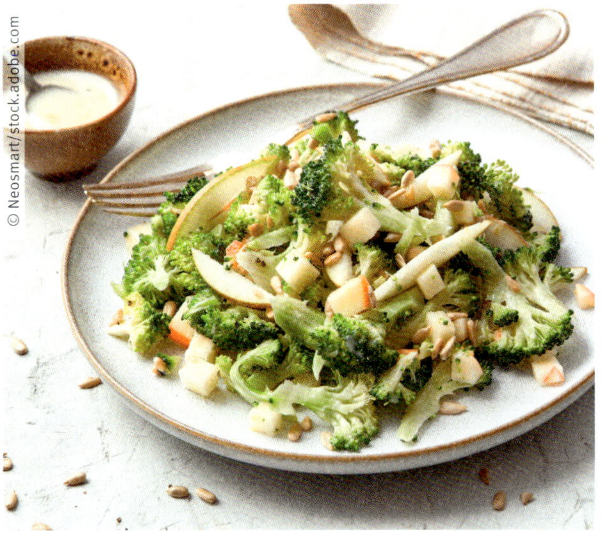

© Neosmart/stock.adobe.com

Knusprige Leinsamen-Karotten-Cracker

20 Stück

25 Min. + 12 Min. Backzeit

1 Karotte (100 g)

100 g gemahlene Mandeln

50 g Leinsamen

50 g Hanfsamen

1 EL Rosmarin

½ TL Salz

2 EL schwarzer Sesamsamen

2 Blätter Backpapier

Den Backofen auf 180 °C (Umluft: 160 °C) vorheizen. Karotte waschen, in grobe Stücke schneiden. Karotte mit restlichen Zutaten bis auf Sesamsamen in einen Mixer geben und zu einer glatten Masse pürieren. Evtl. 1–2 EL Wasser zugeben, falls der Teig zu trocken ist. —— Cracker-Teig zwischen 2 Lagen Backpapier geben und dünn ausrollen. Obere Lage Backpapier vorsichtig abziehen. Mit einem Messer Rechtecke aus dem Teig ausschneiden. Mit Sesamsamen bestreuen. —— Cracker im Ofen auf der mittleren Schiene 12 Min. backen.

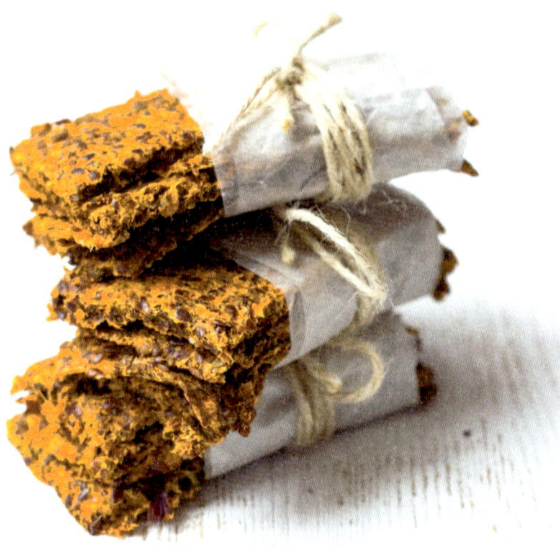

Duftender Fenchel-Minze-Salat

Für 2 Portionen

15 Min.

2 Fenchelknollen

10 getrocknete Datteln, entsteint

1 Bund glatte Petersilie

1 Bund Minze

3 Zweige Thymian

2 ½ EL Olivenöl

2 ½ EL naturtrüber Apfelessig

1 EL Senf

1 EL flüssiger Honig

¼–½ TL Salz

1 TL rote Pfefferkörner

Fenchel waschen und in feine Scheiben schneiden. — Datteln in Scheiben schneiden. — Kräuter waschen, klein schneiden. — Fenchel, Datteln und Kräuter in einer Schüssel mischen. — Öl, Essig, Senf, Honig, Salz und Pfeffer gut verrühren. — Dressing zum Salat geben, gut vermengen. Salat auf 2 Tellern anrichten.

Japanischer kalter Tofu

Für 2 Portionen

15 Min.

400 g Seidentofu
2 cm Ingwer
2–3 Frühlingszwiebeln
3–4 EL Sojasauce

Tofu trocken tupfen, halbieren und auf 2 Teller geben. —— Ingwer schälen, fein reiben und auf dem Tofu verteilen. —— Frühlingszwiebeln waschen, in feine Ringe schneiden und auf dem Tofu verteilen. —— Sojasauce darüberträufeln. —— Nach Belieben mit schwarzen Sesamsamen bestreuen und Grünkohlsalat (S. 144) dazureichen.

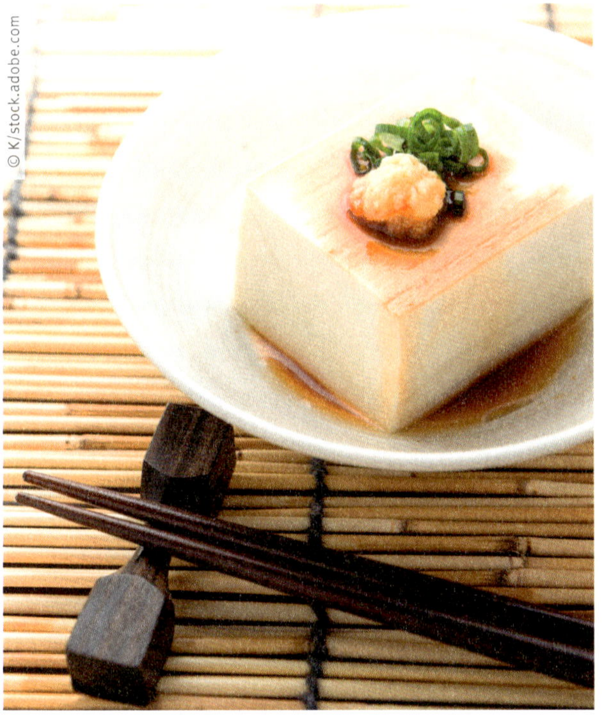

Feuerroter Rotkohl-Granatapfel-Salat

Für 2 Portionen

20 Min.

200 g Rotkohl
400 g Rote Bete (gegart, vakuumiert)
2 Frühlingszwiebeln
½ Granatapfel
½ Bund Dill
2 EL Walnusskerne
2 EL Olivenöl
1 EL Zitronensaft
Salz
Pfeffer
100 g Feta-Käse

Rotkohl waschen, in grobe Stücke schneiden, in einer Küchenmaschine zerkleinern. — Rote Bete klein schneiden. — Frühlingszwiebeln waschen, in Ringe schneiden. Mit Rotkohl und Roter Bete vermengen. — Granatapfelkerne herauslösen. Saft dabei auffangen. — Dill waschen, klein schneiden. — Walnüsse grob hacken. Mit Dill und Granatapfelkernen zum Salat geben. — Öl, Zitronensaft und 1 TL Granatapfelsaft dazugeben und unterrühren. — Salat mit Salz und Pfeffer abschmecken. — Feta-Käse über den Salat reiben.

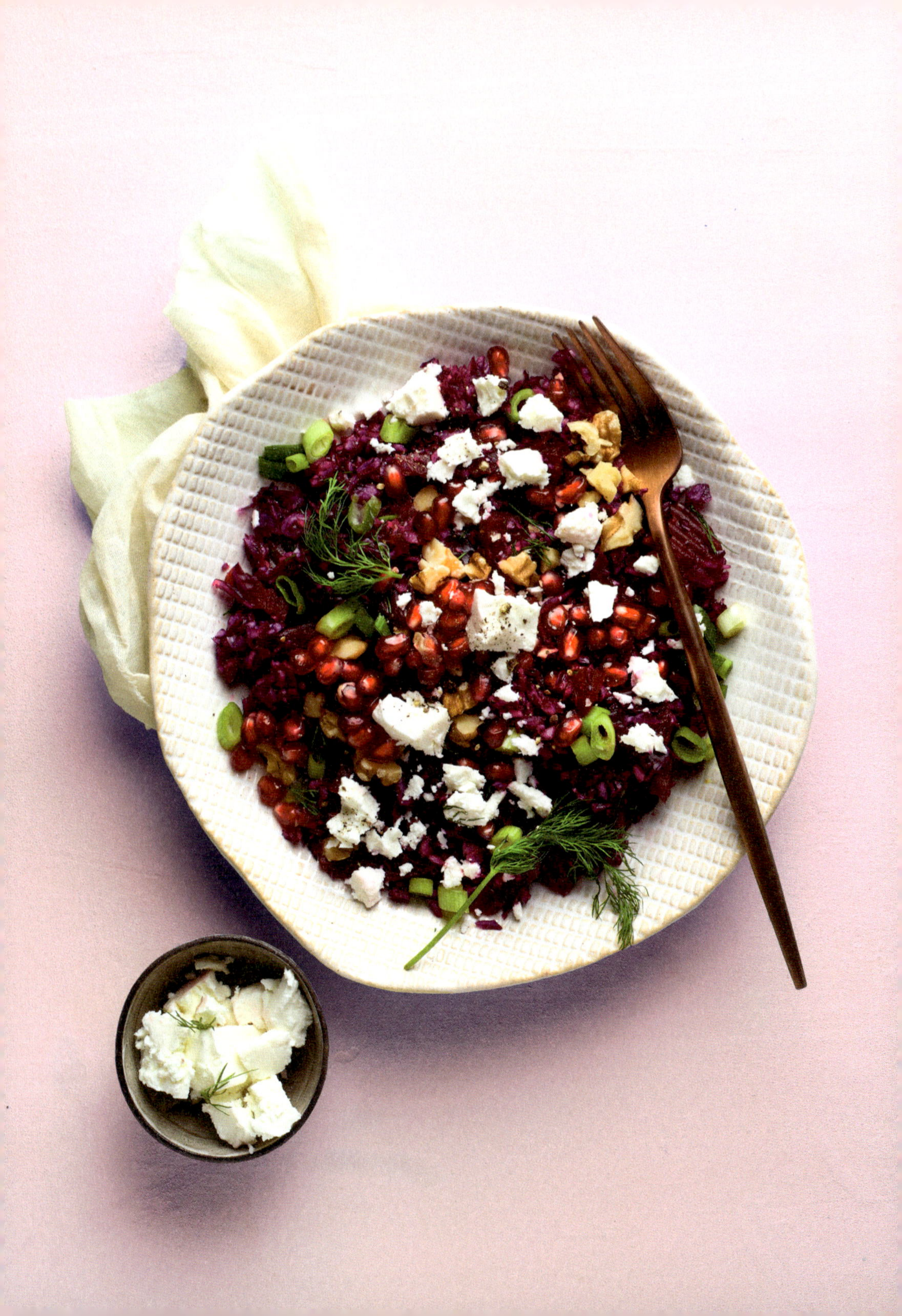

Handmassierter Grünkohlsalat mit Basilikum-Pesto

Für 2 Portionen
15 Min.

200 g Grünkohl
2 TL Salz
1 Bund Basilikum
1 Bio-Zitrone
3 EL Olivenöl
4 EL geriebener Pecorino-Käse

Grünkohl waschen, in Streifen schneiden. — Grünkohl mit 1½ TL Salz mischen und mit den Händen weich kneten, bis er dunkler wird. — Basilikum waschen, Blätter abzupfen. — Zitrone waschen, Schale fein abreiben. — Basilikum, Zitronenschale, 1 EL Öl und ½ TL Salz im Mörser zu einem Pesto zerstoßen. — Grünkohl mit 2 EL Öl und Pesto mischen. Mit Käse bestreuen.

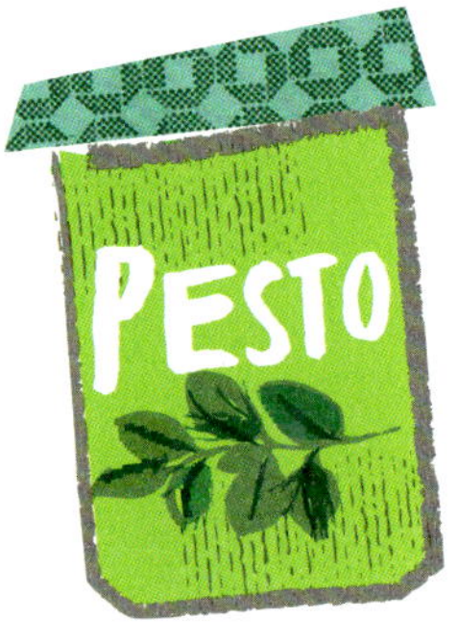

Roher 1001-Nacht-Blumenkohlsalat

Für 2 Portionen

20 Min.

1 Blumenkohl (ca. 500 g)

200 g Kirschtomaten

6 getrocknete Datteln, entsteint

2 EL grüne Pistazienkerne

1 Bund Schnittlauch

1 Bund Dill

6 EL Hanföl

3 EL Ume Su (japanische Würzsoße)

¼ TL Anissamen

Salz

roter Pfeffer

evtl. ½ rote Chilischote

Blumenkohl waschen, in grobe Stücke schneiden und in einer Küchenmaschine zu einer krümeligen Masse verarbeiten. — Tomaten waschen, halbieren. — Datteln in Scheiben schneiden. Pistazien grob hacken. — Kräuter waschen, klein schneiden. — Vorbereite Zutaten mit Öl, Ume Su und Anis gut vermengen. — Blumenkohlsalat mit Salz und Pfeffer abschmecken. — Nach Belieben mit in Scheiben geschnittener Chili garniert servieren.

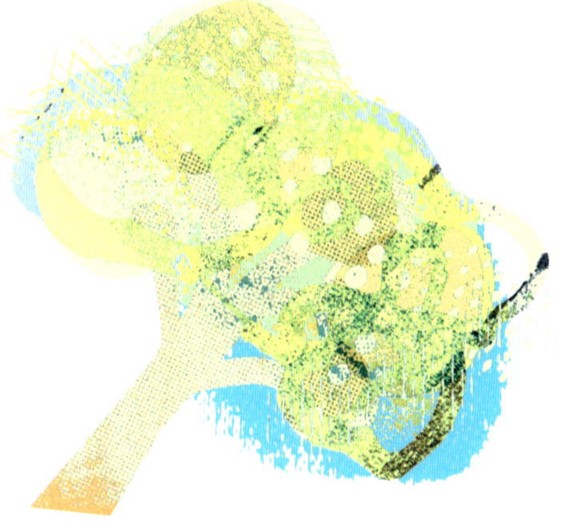

Minzfrischer Hanf-Rosinen-Tomaten-Salat

Für 2 Portionen

10 Min.

2 Bund glatte Petersilie
1 Bund Minze
5–6 Tomaten
160 g Hanfsamen
4 EL Olivenöl
4 EL Zitronensaft
Salz
2 EL Rosinen

Kräuter waschen, fein hacken. — Tomaten waschen, fein würfeln. — Kräuter, Tomaten und Hanfsamen in eine Schüssel geben und vermengen. — Olivenöl und Zitronensaft unterrühren. — Salat mit etwas Salz abschmecken und Rosinen darüberstreuen. — Das passt dazu: Nach Belieben mit Leinsamen-Karotten-Crackern (S. 139) genießen.

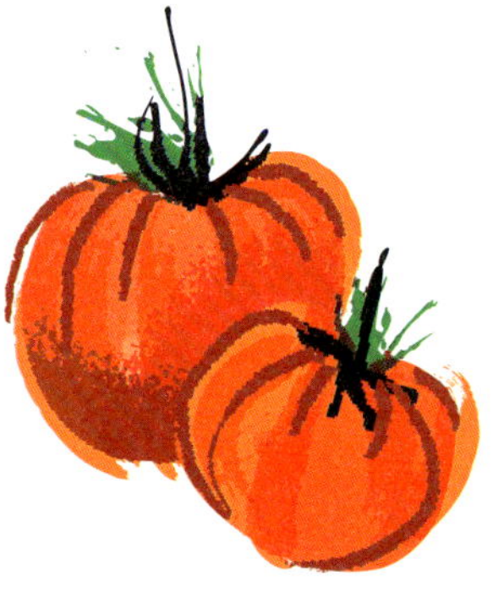

Knisterzarte Lupinen-Tomaten-Feigen-Bowl

Für 2 Portionen

20 Min.

- 150 g Lupinenschrot
- ½ TL Gemüsebrühe-Pulver
- 1 kleine Zwiebel
- 150 g Kirschtomaten
- 2 frische oder getrocknete Feigen
- ½ Bund Koriandergrün
- 3 EL Mandelblättchen
- 3 EL Walnussöl
- 1 ½ EL Apfelessig
- Salz
- Pfeffer
- Paprikapulver

Lupinenschrot, Gemüsebrühe-Pulver und 200 ml Wasser bei mittlerer Hitze im geschlossenen Topf 8 Min. kochen. — Inzwischen Zwiebel schälen, würfeln. — Tomaten waschen, halbieren. — Frische Feigen waschen, in Spalten schneiden. Getrocknete Feigen klein schneiden. — Koriander waschen, klein schneiden. — Lupinenschrot, Zwiebel, Tomaten, Feigen, Mandeln und Koriander vermengen. — Öl und Essig dazugeben und unterrühren. — Lupinen-Bowl mit Salz, Pfeffer und Paprikapulver abschmecken.

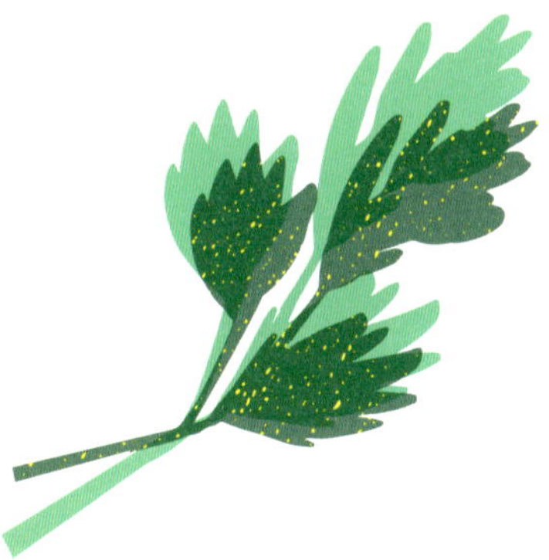

Granatapfeltraum – Kidneybohnen-Salat

Für 2 Portionen

40 Min.

100 g Gerste
½ TL Gemüsebrühe-Pulver
1 rote Zwiebel
½ Gurke
1 Glas Kidneybohnen (220 g Abtropfgewicht)
½ Granatapfel
1 großes Bund glatte Petersilie
2 EL Zitronensaft
2 EL Olivenöl
1 TL Senf
2 EL Sonnenblumenkerne
1 TL Koriandersamen
1 TL Schwarzkümmelsamen
Salz
Pfeffer

Gerste waschen, abtropfen lassen. Mit Gemüsebrühe-Pulver und 200 ml Wasser in einen Topf geben, aufkochen lassen und bei niedriger Hitze ca. 30 Min. köcheln lassen. — Inzwischen Zwiebel schälen, würfeln. — Gurke waschen und in kleine Stücke schneiden. — Kidneybohnen abgießen und abtropfen lassen. — Granatapfelkerne herauslösen. — Petersilie waschen, klein schneiden. — Gerste mit den anderen Zutaten in eine große Schüssel geben und vorsichtig miteinander vermengen. — Salat mit Salz und Pfeffer abschmecken.

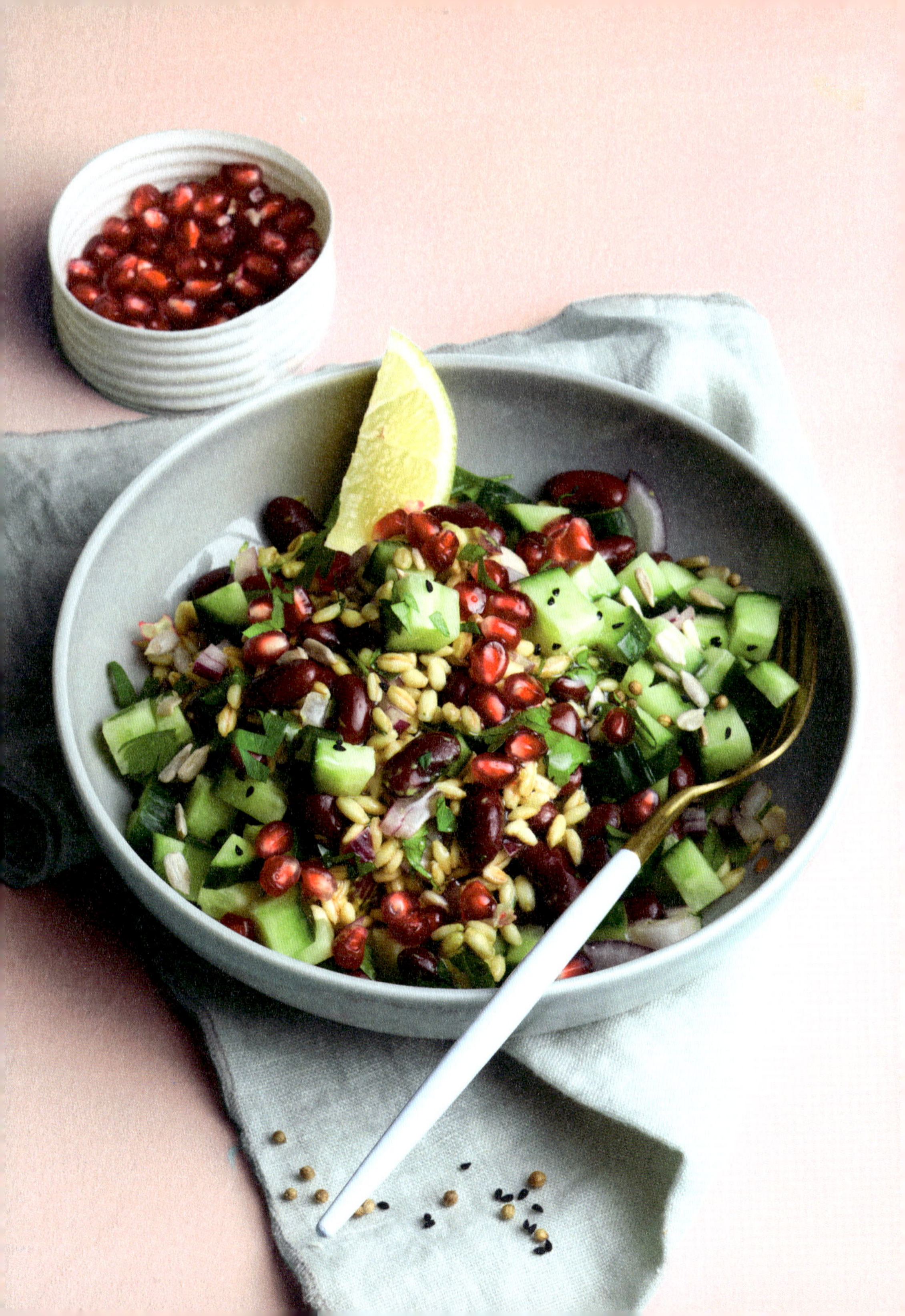

Mittsommer-Kartoffelsalat

Für 2 Portionen

35 Min.

600 g festkochende Kartoffeln
Salz
2 Zwiebeln
3 Knoblauchzehen
1 grüne Paprikaschote
4 EL Olivenöl
1 EL Schwarzkümmelsamen
1 EL Fenchelsamen
je ½ TL gemahlene Koriandersamen und Paprikapulver
1 Bio-Zitrone
1 Bund glatte Petersilie
2 EL schwarze Oliven ohne Stein
100 g Feta-Käse

Kartoffeln waschen und mit Schale in Salzwasser zugedeckt 15–20 Min. kochen, bis sie fast weich sind. — Inzwischen Zwiebeln und Knoblauch schälen und fein hacken. — Paprika waschen, in Ringe schneiden. — Öl in einer großen Pfanne erhitzen. Zwiebeln, Knoblauch, Paprika, Kümmel- und Fenchelsamen darin anbraten. Restliche Gewürze zugeben und gut untermischen. Pfanne kurz vom Herd nehmen. — Kartoffeln abgießen, schälen und in 1 cm dicke Scheiben schneiden. — Kartoffeln in die Pfanne geben und unter Rühren so lange braten, bis sie gar sind. Kartoffeln in eine Schüssel füllen. — Zitrone waschen, Schale abreiben. Saft auspressen. — Petersilie waschen. Petersilie und Oliven fein hacken. — Feta-Käse zerkrümeln, mit Petersilie, Oliven und Zitronenschale mischen. — Kartoffeln mit 4–5 EL Zitronensaft und Salz abschmecken. Käsemischung daraufstreuen. — Kartoffelsalat bis zum Servieren gut abkühlen lassen.

Grüner Melonenkuss-Linsensalat

Für 2 Portionen

30 Min. + 2 Std. Wartezeit

250 g getrocknete grüne Linsen

Salz

2 TL Kreuzkümmelsamen

1 TL Fenchelsamen

5 cm Ingwer

1 Bund Frühlingszwiebeln

1 rote Chilischote

3 EL Apfelessig

3 EL Sojasauce

1 EL flüssiger Honig

2 EL Tomatenmark

4 EL Olivenöl

150 g Zuckerschoten (frisch oder TK)

¼ Cantaloupe- oder Honigmelone

1 Bund Basilikum

200 g Räuchertofu

Linsen in 700 ml leicht gesalzenem Wasser 15 Min. kochen. — Inzwischen Kümmel- und Fenchelsamen in einem Mörser grob zerstoßen. — Ingwer schälen und fein hacken. — Das Weiße und Grüne der Frühlingszwiebeln getrennt in feine Röllchen schneiden. — Chilischote entkernen, fein hacken. — Samen, Ingwer, das Weiße der Frühlingszwiebeln, Chili, Essig, Sojasauce, Honig, Tomatenmark und 1 EL Wasser in einen Topf geben und einmal aufkochen lassen. — Linsen abgießen, kalt abschrecken und mit Marinade und Öl vermengen. Linsensalat abgedeckt 2 Std. ziehen lassen. — Zuckerschoten halbieren, mit kochendem Wasser übergießen und 3 Min. garen. Dann abgießen. — Melone in mundgereichte Stücke schneiden. — Basilikum waschen, Blätter abzupfen. Tofu in kleine Würfel schneiden. — Zuckerschoten, Melone, Basilikum und Tofu unter den Linsensalat heben. — Salat bis zum Servieren kalt stellen.

Rezeptbaukasten

Erfinde deinen Lieblingssalat

Ein Salat ist viel mehr als eine Beilage, er kann eine ganze Welt auf deinem Teller sein. Leicht oder sättigend, frisch oder warm, wild oder elegant. Mit ein wenig Kreativität entsteht aus einfachen Zutaten deine persönliche, nährende Komposition. Lass dich leiten von dem, wonach dir gerade ist und mische los!

1. Deine Basis: wonach ist dir heute?

Nach einer sättigenden Komponente, leichtem Blattgrün oder beidem?

Herzhaft & hungrig Für ein gutes Bauchgefühl: Getreide oder Hülsenfrüchte (ca. 50 g pro Portion)

Knackig & leicht Grüne Begleiter: 1–2 Sorten Blattgemüse (ca. 20 g pro Portion)

2. Bunt & saisonal – dein Gemüsegarten im Teller

1–3 Sorten rohes oder gegartes Gemüse (ca. 75 g pro Portion)

3. Tob dich aus

Verleihe deinem Salat damit das gewisse Extra.

4. Gib deinem Salat mit Toppings Biss

1 Handvoll pro Portion.

5. Kreiere dein Dressing

Aus Essig, Öl, Senf, Tahini, Joghurt; mit Zitrusaroma und Kräutern – ganz, wie du Lust hast.

Dein Rezeptbaukasten:

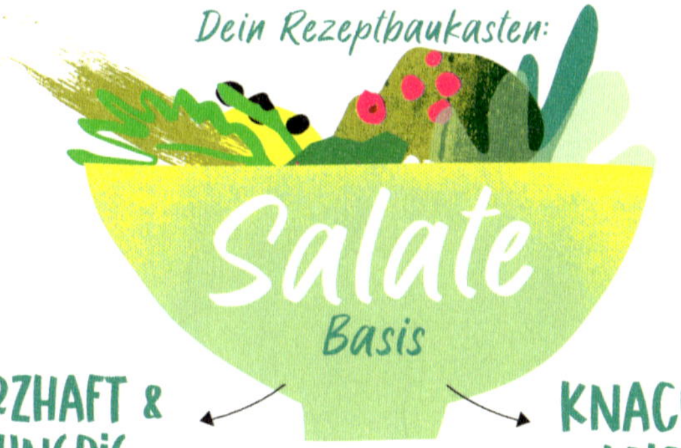

HERZHAFT & HUNGRIG

Getreide, Hülsenfrüchte

KNACKIG & LEICHT

Blattgemüse

bunt & saisonal: Gemüse

GEGART

ROH

BESONDERE ZUTATEN

(Algen, fermentiertes Gemüse, Eingelegtes, Antipasti, essbare Blüten, Sprossen, Keimlinge, Microgreens) und frische Kräuter

↓

TOPPINGS FÜR MEHR BISS

(Nüsse, Samen, Croûtons, gepufftes Getreide, geröstete Hülsenfrüchte oder Buchweizen)

↓

DRESSING

(aus Essig + Öl, mit Senf, Tahin, Joghurt, Kräutern, Gewürzen)

Tipp:

Im Frühling erwecken Bitterstoffe in Rucola und Löwenzahn den Stoffwechsel zum Leben, im Sommer ist ein leichter Salat das Richtige, mit erfrischenden Zutaten, die den Salzhaushalt im Gleichgewicht halten. Im Herbst darf er erdiger und süßlicher sein, etwa mit Roter Bete und Birnen. Und im Winter tut Säuerliches wie fermentiertes Gemüse oder Miso gut und bringt Wärme und Kraft.

Sonnige Gazpacho mit Mango

Für 2 Portionen

10 Min.

400g Tomaten
½ Mango
1 kleine rote Zwiebel
1 Knoblauchzehe
2 EL Olivenöl
Salz
Pfeffer
getrocknete Provence-Kräuter
4 Stiele Basilikum

Tomaten waschen, halbieren und Stielansatz entfernen. — Mango schälen, das Fruchtfleisch vom Kern schneiden und würfeln. — Zwiebel und Knoblauch schälen und grob würfeln. — Tomaten, Mango, Zwiebel, Knoblauch, Öl und 300ml Wasser in einen hohen Rührbecher geben und mit dem Pürierstab fein mixen. — Gazpacho mit Salz, Pfeffer und getrockneten Kräutern würzen. — Basilikum waschen, Blätter abzupfen und auf der Suppe verteilen. — Das passt dazu: Nach Belieben mit Samenbrot (S. 156) servieren.

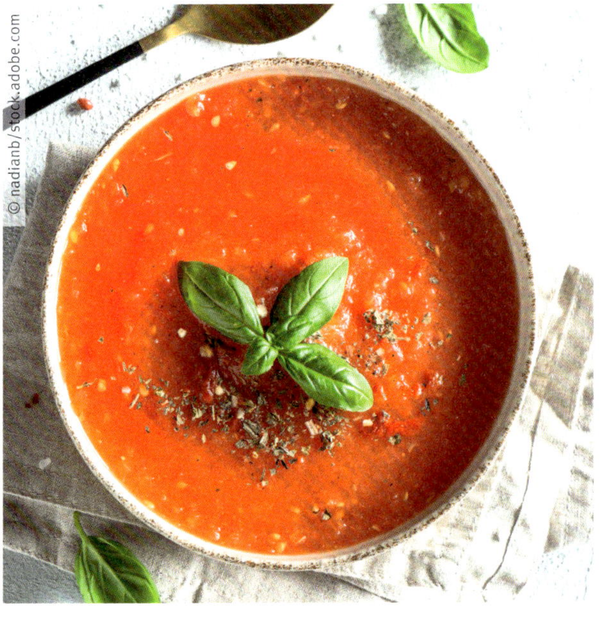

Hirse mit gerösteten Karotten und Zuckerschotensalat

Für 2 Portionen

20 Min. + 20 Min. Backzeit

1 Bund Karotten mit Grün (500–600 g)

100 g frische Zuckerschoten (ersatzweise TK)

1 rote Zwiebel

½ Bio-Zitrone

150 g Hirse

4 EL Olivenöl

Salz

Pfeffer

1 EL Fenchelsamen

50 g frischer Spinat (gerne Baby-Spinat)

125 g Himbeeren

1 Bund Schnittlauch

2–3 EL Leinöl

50–100 g griechischer Joghurt

Backpapier

1 kleine Auflaufform

Backofen auf 200 °C (Umluft 180 °C) vorheizen. — Karottengrün abschneiden, aber einen Rest stehen lassen. Karotten waschen, längs halbieren. — Zuckerschoten waschen, quer halbieren. — Zwiebel schälen, in Ringe schneiden. — Zitrone in Scheiben schneiden. — Hirse waschen und in eine kleine Auflaufform geben. 300 ml leicht gesalzenes Wasser dazugeben. Backpapier auf ein Backblech geben, die Form daraufstellen. — Karotten, Zuckerschoten, Zwiebel und Zitrone auf dem Blech um die Form verteilen. Mit Öl beträufeln. Mit Salz, Pfeffer und Fenchel würzen. — Hirse und Gemüse 20 Min. im Backofen backen. — Spinat, Himbeeren und Schnittlauch waschen. Spinat verlesen. Schnittlauch in Ringe schneiden. — Karotten und Hirse auf 2 Teller geben. — Spinat, Zwiebel, Zitrone, Schnittlauch und Himbeeren als Salat anrichten. Mit Leinöl beträufeln. — Je einen Klecks Joghurt auf die Hirse geben und servieren.

Kerniges Samenbrot

Ergibt 20 Scheiben

10 Min. + 55 Min. Backzeit + 2 Std. Wartezeit

3 EL Kokosöl
70g Hanfsamen
60g Kürbiskerne
145g Haferflocken
70g Haselnusskerne
90g geschrotete Leinsamen
2 EL Chiasamen
4 EL Flohsamenschalen
1 TL Bockshornkleesamen
1 TL Salz
Sonnenblumen-, Kürbis- und Mandelkerne zum Bestreuen
Kokosöl für die Kastenform
Kastenform 30cm

Kokosöl und 350ml Wasser in einen Topf geben, erwärmen, bis das Öl geschmolzen ist. Kokosölwasser mit restlichen Zutaten in eine Schüssel geben und mit einem Kochlöffel gut vermengen. — Kastenform fetten. Teig einfüllen und zugedeckt 2 Std. bei Zimmertemperatur ruhen lassen. — Backofen auf 180°C (Umluft 160°C) vorheizen. — Teig nochmal mit etwas Wasser bestreichen und dann 25Min. backen. — Brot aus der Kastenform nehmen, umdrehen, mit ein paar Sonnenblumen-, Kürbis- und Mandelkernen bestreuen und nochmals 30 Min. ohne Form backen. — Brot abkühlen lassen.

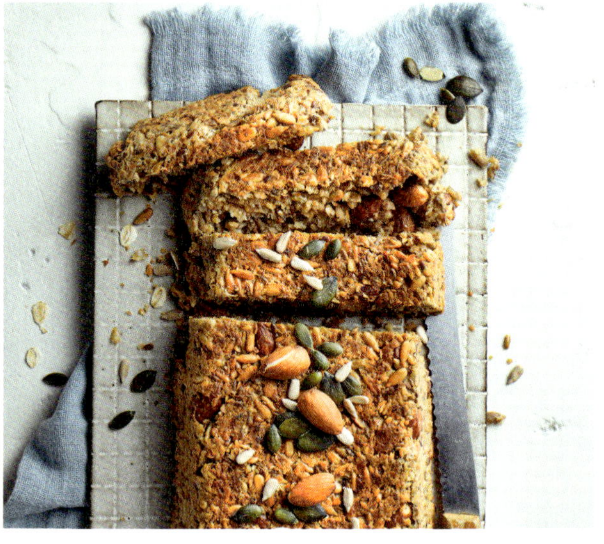

Saftiges Sauerkraut-Brot

Für 2 Portionen

15 Min.

6 Scheiben Samenbrot (S. 156)

6 EL Leinöl

150 g rohes Sauerkraut

3 Stiele Koriandergrün

50 g Crème fraîche

2 EL Kapern

roter Pfeffer

Brotscheiben mit je 1 EL Leinöl beträufeln und mit Sauerkraut belegen. — Koriander waschen, Blätter abzupfen. — Brote mit je 1 Klecks Crème fraîche und etwas Koriander garnieren. Mit Kapern und rotem Pfeffer verfeinern.

Erfrischendes Rucola-Brot

Für 2 Portionen

15 Min. + 1 Std. Wartezeit

80 g Cashewkerne

30 g Rucola

3 EL Olivenöl

¼ Knoblauchzehe

1 EL Zitronensaft

1 TL Tahini (Sesampaste)

schwarzer Pfeffer

6 Scheiben Samenbrot (S. 156)

Cashewkerne 1 Stunde in Wasser einweichen. Abgießen. — Kerne und Rucola in einer Küchenmaschine fein hacken. — Restliche Zutaten und 40 ml Wasser zugeben, alles fein pürieren. — Abschmecken und Brotscheiben mit dem Rucola-Dip bestreichen.

Samtiges Spinat-Kokoscurry mit Amaranth-Popcorn

Für 2 Portionen

25 Min.

100g Buchweizen
300g Blattspinat
1 rote Zwiebel
5cm Ingwer
1 Glas Kichererbsen (200g Abtropfgewicht)
2 EL Olivenöl
1 EL Currypulver
1 TL Kreuzkümmelsamen
250ml Kokosmilch
Salz
Pfeffer
2 EL griechischer Joghurt
2 EL Hefeflocken
evtl. 1 rote Chilischote zum Garnieren

Amaranth waschen, abtropfen lassen und in reichlich kaltem Wasser ca. 15 Min. einweichen. — Inzwischen Spinat waschen und verlesen. — Zwiebel und Ingwer schälen, würfeln. — Kichererbsen abgießen, abspülen und abtropfen lassen. — Öl in einer Pfanne erhitzen. Zwiebel und Ingwer darin andünsten. — Kichererbsen, Curry und Kreuzkümmel zugeben und unter gelegentlichem Rühren 3 Min. dünsten. — Kokosmilch und Spinat zugeben und weitere 5 Min. dünsten. — Inzwischen Amaranth abtropfen lassen und in einer kleinen Pfanne bei mittlerer Hitze unter Rühren 3 Min. rösten, bis die Körner knusprig sind. — Kokoscurry mit Curry, Salz und Pfeffer würzen. — Curry abschmecken und in 2 Suppentellern mit je 1 EL Joghurt anrichten. — Mit Amaranth und Hefeflocken bestreuen. Curry nach Belieben mit Chili garnieren.

Wärmende Kürbis-Bowl mit Feta

Für 2 Portionen

15 Min. + 50 Min. Backzeit

1 kleiner Hokkaido-Kürbis

4 EL Olivenöl

2 EL flüssiger Honig

Salz

Pfeffer

100 g Rucola

100 g Feldsalat

1 rote Zwiebel

4 EL Haselnusskerne

2 EL Ume Sue (japanische Würzsoße)

150 g Feta-Käse

1 TL Fenchelsamen

1 TL Anissamen

Backpapier

Backofen auf 200 °C (Umluft: 180 °C) vorheizen. — Inzwischen Kürbis in der Mitte waagerecht durchschneiden. Mit einem Esslöffel die Kerne herauskratzen und wegwerfen. — Kürbishälften mit der Schnittfläche nach oben auf ein mit Backpapier ausgelegtes Backblech geben. — Kürbishälften mit je 2 EL Öl und je 1 EL Honig beträufeln. Mit Salz und Pfeffer würzen und im vorgeheizten Backofen 50 Min. backen. — Inzwischen Rucola und Feldsalat waschen, verlesen. — Zwiebel schälen, in Ringe schneiden. — Haselnüsse grob hacken. — Kürbishälften auf 2 Teller setzen. Rucola, Feldsalat und Zwiebel in den Kürbis-Bowls verteilen. Mit Ume Sue beträufeln. — Feta-Käse darüberbröckeln. Haselnüsse, Fenchel- und Anissamen darüberstreuen.

Ofenzarte Aubergine mit Knusper-Buchweizen

Für 2 Portionen

25 Min. + 20 Min. Backzeit

- *100 g Buchweizen*
- *1 Aubergine*
- *1 Zucchini*
- *1 rote Zwiebel*
- *5 EL Olivenöl*
- *Salz*
- *Pfeffer*
- *200 g Heidelbeeren*
- *½ Bund Dill*
- *½ Bund glatte Petersilie*
- *30 g Pecorino-Käse*
- *1 EL Zitronensaft*
- *1 EL schwarze Sesamsamen*
- *Backpapier*

Backofen auf 200 °C (Umluft 180 °C) vorheizen. — Buchweizen waschen, abtropfen lassen und in reichlich kaltem Wasser ca. 15 Minuten einweichen. — Inzwischen Aubergine und Zucchini waschen, in Scheiben schneiden. Zwiebel schälen, in Scheiben schneiden. — Vorbereitetes Gemüse auf ein mit Backpapier ausgelegtes Backblech verteilen. Mit 2 EL Öl beträufeln. Mit Salz und Pfeffer würzen. Im heißen Ofen 20 Min. backen. — Inzwischen Heidelbeeren waschen. Kräuter waschen und klein schneiden. — Pecorino mit einem Sparschäler in Spänen abschälen. — Buchweizen abtropfen lassen und in einer Bratpfanne bei mittlerer Hitze unter Rühren 5 Min. rösten, bis die Körner knusprig sind. — Aubergine, Zucchini, Zwiebel, Buchweizen und Heidelbeeren auf 2 Tellern anrichten. Mit 3 EL Öl und Zitronensaft beträufeln. Mit Kräutern, Pecorino und Sesamsamen bestreuen.

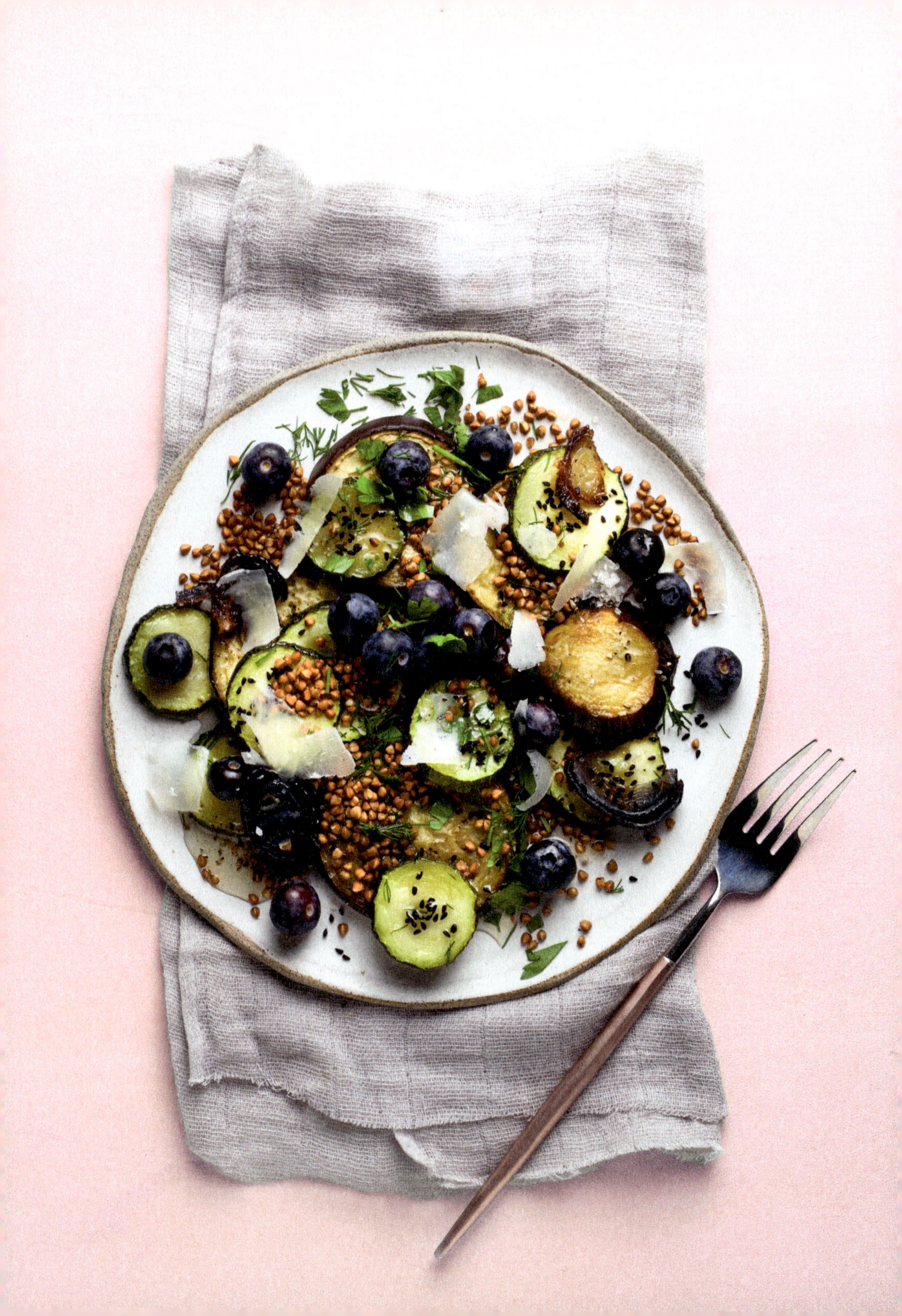

Erdende Rote-Bete-Suppe mit Kokosnote

Für 2 Portionen

20 Min.

- *600 g Rote Bete (gegart, vakuumiert)*
- *1 rote Zwiebel*
- *2 cm Ingwer*
- *2 EL Olivenöl*
- *1 TL Kreuzkümmelsamen*
- *1 Dose Kokosmilch (400 g)*
- *1 Bio-Zitrone*
- *Salz*
- *Pfeffer*
- *½ Bund Dill oder andere Kräuter*
- *etwas Crème fraîche*

Rote Bete grob würfeln. Zwiebel schälen und würfeln. Ingwer schälen und fein reiben. — Öl in einem Topf erhitzen. Zwiebel darin anbraten. — Rote Bete zugeben und einige Minuten unter Rühren anbraten. — Ingwer und Kreuzkümmel zugeben, kurz anbraten. Kokosmilch hinzufügen und alles einmal aufkochen. — Hitze reduzieren und die Suppe zugedeckt 10 Min. köcheln lassen. — Inzwischen Zitrone waschen. Schale fein abreiben. Saft auspressen. — Suppe vom Herd nehmen und mit einem Pürierstab glatt pürieren. Zitronenschale und Saft zugeben. Suppe mit Salz und Pfeffer abschmecken. — Dill waschen, klein schneiden und auf die Suppe streuen. Mit einem Klecks Crème fraîche garnieren.

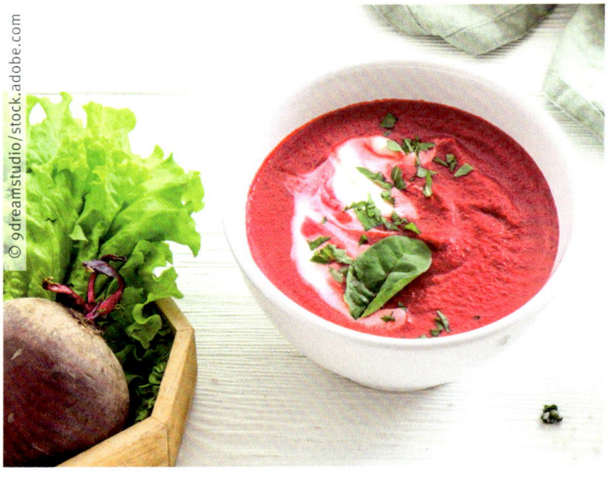

© 9dreamstudio/stock.adobe.com

Krosse Weißkohl-Steaks mit Hanfsauce

Für 2 Portionen

20 Min. + 35 Min. Backzeit

1 kleiner Weißkohl

1 EL Senf

1 EL Sojasauce

1 EL flüssiger Honig

1 Dose Pintobohnen oder Kichererbsen (200 g Abtropfgewicht)

1 rote Zwiebel

1 EL Olivenöl

1 TL Fenchelsamen

Pfeffer

½ Zitrone

50 g geschälte Hanfsamen

1 EL Hefeflocken

1 Knoblauchzehe

¼ TL Salz

evtl. Koriandergrün und Granatapfelkerne zum Garnieren

Backpapier

Backofen auf 170 °C (Umluft: 150 °C) vorheizen. — Inzwischen Weißkohl waschen, in 6 Scheiben schneiden und auf ein mit Backpapier ausgelegtes Backblech verteilen. — Senf, Sojasause und Honig verrühren und auf die Kohlscheiben streichen. — Bohnen abgießen, abspülen, abtropfen lassen und auf dem Backblech verteilen. — Zwiebel schälen, in Ringe schneiden. Die Hälfte auf den Bohnen verteilen. — Alles mit Öl beträufeln. Mit Fenchelsamen und Pfeffer würzen. — Weißkohl-Steaks im Backofen auf der mittleren Schiene 35 Min. backen. — Inzwischen Zitronensaft auspressen. Mit Hanfsamen, Hefeflocken, 50 ml Wasser, Knoblauch und etwas Salz pürieren. — Weißkohl-Steaks mit Hanfsauce und Bohnen anrichten. — Nach Belieben mit Koriander und Granatapfelkernen garnieren.

Cremige Weiße-Bohnen-Suppe

Für 2 Portionen

25 Min.

1 Zwiebel

1 Knoblauchzehe

100 g Petersilienwurzel

6 getrocknete Tomaten in Öl und 2 EL Tomaten-Öl

1 Dose Cannellini-Bohnen oder Kichererbsen (200 g Abtropfgewicht)

1 TL Gemüsebrühe-Pulver

Salz

Pfeffer

½ Bund Koriandergrün

Zwiebel und Knoblauch schälen, fein würfeln. — Petersilienwurzel schälen, fein würfeln. — Tomaten in feine Streifen schneiden. — Tomaten-Öl in einem Topf erhitzen. Zwiebel und Knoblauch darin glasig dünsten. — Petersilienwurzel zugeben und 3 Min. mitdünsten. — Inzwischen Bohnen abgießen, abspülen, abtropfen lassen. — Mit Gemüsebrühe-Pulver und 500 ml Wasser in den Topf geben. — Alles einmal aufkochen und dann zugedeckt bei kleiner Hitze 15 Min. köcheln lassen. — Suppe mit dem Pürierstab zur gewünschten Konsistenz pürieren. Mit Salz und Pfeffer abschmecken. — Koriander waschen, Blätter abzupfen. — Suppe mit Tomatenstreifen und Koriander garniert servieren.

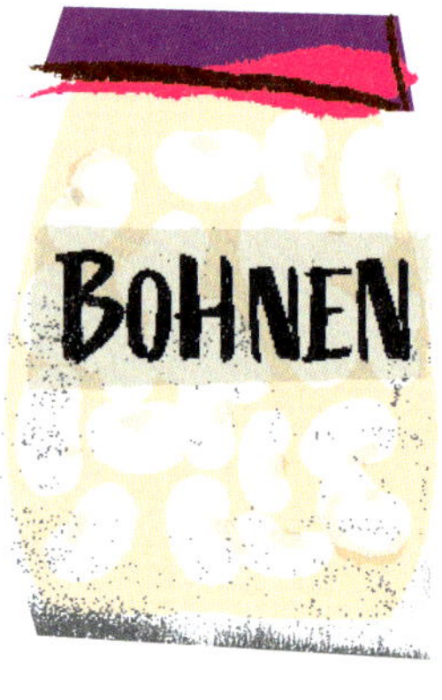

Ganzer gebackener Blumenkohl mit Limetten-Mayonnaise

2 Portionen

20 Min. + 50 Min. Backzeit

1 großer Blumenkohl mit Blättern (wenn der Kohl keine Blätter hat, 1 Handvoll Babyspinat nehmen)

3 EL Kokosfett

2 EL Currypulver

1 TL Salz + etwas zum Abschmecken

1 Bio-Limette

1 Knoblauchzehe

100 g Seidentofu

1 ½ EL Olivenöl

½ TL Senf

1 Prise Kurkuma

Pfeffer

1 grüne Chilischote

2 Frühlingszwiebeln

½ Bund Basilikum

1 TL Kreuzkümmelsamen

1 EL Cashewkerne

Backpapier

Backofen auf 180 °C (Umluft: 160 °C) vorheizen. — Inzwischen Blumenkohl waschen, abtrocknen. Blätter abschneiden und beiseitelegen. — Kokosfett, Curry und Salz mischen. Blumenkohl damit einreiben. — Blumenkohl auf ein mit Backpapier ausgelegtes Backblech setzen und 50–60 Min. backen. — Inzwischen für die Mayonnaise Limette waschen. 1 TL Schale abreiben und 1 EL Saft auspressen. Knoblauch schälen. — Seidentofu, 1 EL Öl, Senf, Kurkuma, Knoblauch, Limettenschale und -saft plus 1 Prise Salz mit einem Pürierstab fein mixen. Mayonnaise mit Salz und Pfeffer abschmecken. — Für das Topping Chilischote und Frühlingszwiebeln waschen, in feine Ringe schneiden. — Blumenkohlblätter klein schneiden. — ½ EL Öl in einer Pfanne erwärmen. Blumenkohlblätter, Chilischote, Frühlingszwiebeln, Kreuzkümmel und Cashewkerne darin 2 Min. anrösten. — Blumenkohl mit Topping garnieren. Mayonnaise dazu reichen.

Rezeptbaukasten

Zaubere deinen Suppenfavoriten

Eine selbst gemachte Suppe ist wohltuend und voller Möglichkeiten. Ob cremig oder klar, leicht oder herzhaft: Du entscheidest, was in deinen Topf kommt. Lass dich von saisonalen Zutaten, Farben und Aromen inspirieren und kreiere deinen ganz persönlichen Suppenmoment. Für eine Suppe kannst du auch prima Reste von Gemüse, Reis etc. aufbrauchen!

1. Starte mit der Basis

Zwiebeln mit Wurzelgemüse in etwas Olivenöl andünsten (ca. 50 g Gemüse pro Portion).

2. Würze, was das Herz begehrt

Zwiebelmischung mit 1–3 Gewürzen anrösten.

3. Jetzt die Kräuter – im Ganzen oder fein gehackt

Kräuter mit holzigem Stiel als Ganzes dazugeben, zartere erst später hinzufügen.

4. Wähle deine Basis und lege die Textur fest

Getreide, Hülsenfrüchte, leichtes Gemüse (je 50 g pro Portion) oder Wintergemüse (100 g) als Grundlage dazugeben. Entweder in kleinen Stücken oder später fein pürieren, je nach gewünschter Konsistenz.

5. Gieße mit Flüssigkeit auf

Ca. 200 ml Wasser, Brühe oder Pflanzendrink pro Portion hinzufügen. Sanft köcheln lassen, bis alles weich ist, dann ggf. pürieren.

6. Kröne deine Suppe mit einem Topping

1 Handvoll pro Portion

Tipp:

Wenn der Herbst kommt, liebe ich tiefe Rottöne, etwa aus Roter Bete oder Paprika. Im Winter darf es kräftig grün sein, wie mit Grünkohl oder Wirsing. Im Frühling zieht mich frisches, helles Grün an: zarte Erbsen, Zuckerschoten oder Spargel. Und im Sommer? Eine kühle, farbenfrohe Suppe, erfrischend und belebend.

Dein Rezeptbaukasten:

Suppen

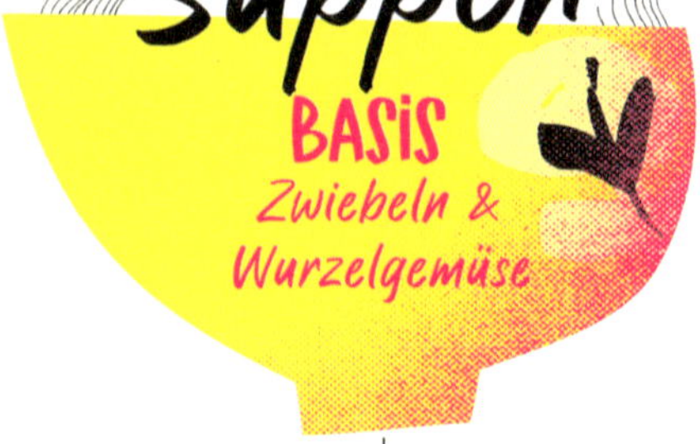

↓

bis zu **3 GEWÜRZE** (z. B. Chili, Lorbeer, Kreuzkümmel, Muskat, Kardamom)

\+

KRÄUTER mit holzigem Stiel (Salbei, Rosmarin, Thymian)

→ **BASIS**

GETREIDE & HÜLSENFRÜCHTE (z. B. Weizen, Gerste, Linsen, Kichererbsen)

\+

GEMÜSE

- winterhartes (Rote Bete, Steckrübe, Pastinake)
- leichtes (Bärlauch, Zuckerschoten, Spargel)

LEGE DIE TEXTUR DER SUPPE FEST:

- *rustikal & mit Biss:* Suppe mit gröberen Gemüsestücken
- *raffiniert & zart:* für eine filigrane Struktur Gemüse fein schneiden
- *seidig & cremig:* für eine samtige Struktur Gemüse grob schneiden und später pürieren

FLÜSSIGKEIT:

→ Wasser, Brühe oder Pflanzendrink

↓

TOPPING:

Joghurt, Oliven, eingelegtes Gemüse, altbackenes Brot, essbare Blüten, Nüsse, Samen, Croûtons, Sprossen ...

Magisches Kaffee-Gewürz

Für 40 Portionen

5 Min.

50 g gemahlener Ceylon-Zimt

50 g gemahlene Kurkuma

40 g gemahlener Ingwer

25 g gemahlener schwarzer Pfeffer

10 g gemahlene Gewürznelke

Alle Gewürze mischen und in einen luftdicht verschließbaren Behälter füllen. — ½–1 TL Kaffee-Gewürzpulver in 1 Tasse Kaffee geben. Kaffee gut umrühren und nach Belieben mit einem Schuss Milch genießen.

TIPP Das Kaffee-Gewürz hält sich bis zu 4 Monate.

Orientalische Gewürzmischung

Für 10 Portionen

10 Min.

1 EL Mandelkerne

2 EL Pistazienkerne

2 EL Hanfsamen

1 TL Fenchelsamen

1 TL Anissamen

1 TL Koriandersamen

10 schwarze Pfefferkörner

10 rosa Pfefferkörner

Alle Zutaten in einer Schüssel mischen. — Die Mischung in der Kaffee- oder Gewürzmühle grobkörnig mahlen oder im Mörser von Hand zerstoßen. — Je 1 EL Gewürzmischung über Salat, Suppe, Bowl oder andere Gemüsegerichte streuen.

TIPP Die Gewürzmischung hält sich in einem luftdicht verschließbaren Behälter im Kühlschrank bis zu 1 Monat.

Scharfe Samen-Mischung

Für 10 Portionen

15 Min.

4 EL Sonnenblumenkerne
1 EL schwarze Sesamsamen
1 EL Hanfsamen
1 EL Leinsamen
1 EL Chiasamen
1 EL Senfsamen
1 EL Mohnsamen
1 EL Paprikapulver
1 EL Olivenöl
Salz
Pfeffer

Die Sonnenblumenkerne in einer Pfanne bei mittlerer Hitze einige Minuten rösten, bis sie Farbe annehmen. Den Samen-Mix zugeben, kurz mitrösten. — Alles in eine Schüssel geben und mit Paprikapulver und Öl vermengen. Mit Salz und Pfeffer abschmecken. — Je 1 EL Gewürzmischung über Salat, Suppe, Bowl oder andere Gemüsegerichte streuen.

TIPP Die Mischung ist auch ideal als Ersatz für Croûtons. Sie hält sich in einem luftdicht verschließbaren Behälter bis zu 2 Wochen.

Rauchsalz-Nuss-Crunch

Für 15 Portionen

10 Min.

100 Kürbiskerne
50 g Mandelkerne
50 g Cashewkerne
1 EL Salz
1 TL Schwarzkümmelsamen

Kürbiskerne, Mandeln und Cashewkerne bei mittlerer Hitze unter Rühren in einer Bratpfanne rösten, bis sie leicht dunkel werden. — Salz, Schwarzkümmel und 3 EL Wasser zugeben. — Unter Rühren den Nuss-Kern-Mix trocken braten. — Herausnehmen und abkühlen lassen.

TIPP Der Crunch eignet sich zum Knabbern anstelle von Chips. Er hält sich in einem luftdicht verschließbaren Behälter bis zu 1 Monat.

Longevity-Studentenfutter

Für 10 Portionen

5 Min.

5 Feigen, getrocknet
5 Aprikosen, getrocknet
5 Pflaumen, getrocknet
3 Datteln, getrocknet
2 EL Cranberry
4 EL Haselnusskerne
5 EL Pekanusskerne
4 EL Mandelkerne
5 EL Pistazienkerne

Alle Zutaten in einer Dose mischen und luftdicht verschließen.

TIPP Das Studentenfutter hält bis zu 3 Monate.

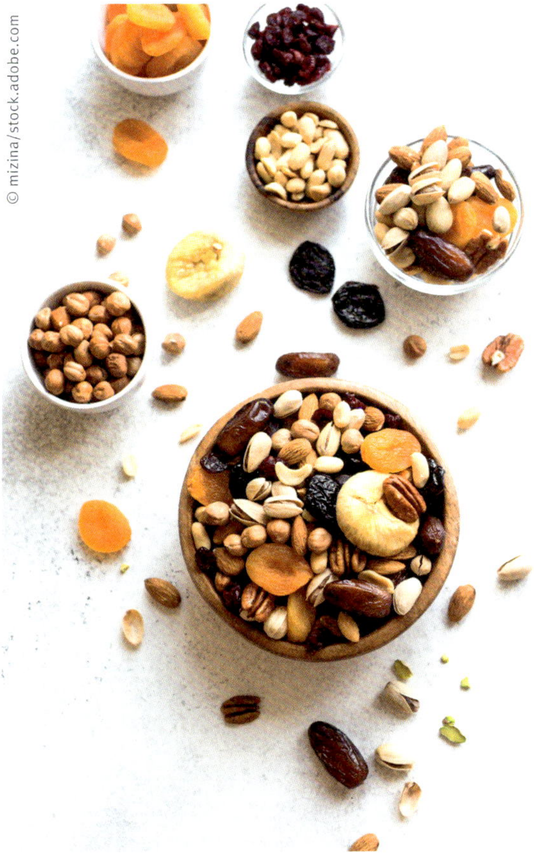

Exotische Chiliglut-Feigen-Pralinen

10 Stück

15 Min. + 30 Min. Wartezeit

- *200 g getrocknete Feigen*
- *1 EL Leinsamen*
- *¼ TL Chiliflocken*
- *1 EL flüssiges Kokosöl*
- *½ TL gemahlener Zimt*
- *5 EL ungesüßtes Kakaopulver*

Feigen 30 Min. in Wasser einweichen. Dann abgießen und fein hacken. — Feigen, Leinsamen, Chiliflocken, Kokosöl, Zimt und 2 EL Kakao in einer Küchenmaschine (oder Blitzhacker) zu einer glatten Masse verarbeiten. Diese mit den Händen zu 10 Pralinen formen. — Pralinen in Kakaopulver wälzen und bis zum Verzehr kühl stellen.

Süß-verliebte Pflaumen-Walnuss-Pralinen

10 Stück

15 Min.

- *½ Bio-Zitrone*
- *150 g getrocknete Pflaumen*
- *140 g Walnusskerne*
- *2 TL gemahlener Zimt*
- *¼ TL Anissamen*
- *5 Gewürznelken*
- *3 EL Kokosraspel*

Zitrone waschen, Schale fein abreiben. — Pflaumen, Zitronenschale, Walnüsse, Zimt, Anis und Nelken in einer Küchenmaschine (oder Blitzhacker) zu einer glatten Masse verarbeiten. — Diese mit den Händen zu 10 Pralinen formen. — Pralinen in Kokosraspeln wälzen und bis zum Verzehr kühl stellen.

Saftige Datteln-Karotten-Pralinen

10 Stück

15 Min.

1 Karotte (ca. 60g)
½ cm Ingwer
170g Cashewkerne
100g getrocknete Datteln, entsteint
½ TL gemahlener Zimt
¼ TL gemahlene Tonkabohne (alternativ geriebene Muskatnuss)
4 EL Kokosraspel

Karotte schälen und in Scheiben schneiden. — Ingwer schälen, in Stücke schneiden. — Karotte, Cashewkerne, Datteln, Ingwer, Zimt, Tonkabohne und 1 EL Kokosraspel in einer Küchenmaschine (oder Blitzhacker) zu einer glatten Masse verarbeiten. Diese mit den Händen zu 10 Pralinen formen. — Pralinen in Kokosraspeln wälzen und bis zum Verzehr kühl stellen.

Orangenzauber-Schoko-Pralinen

10 Stück

15 Min.

1 Bio-Orange
200g getrocknete Datteln, entsteint
6 Paranusskerne
2 EL gemahlene Mandeln
1 Prise Salz
2 EL ungesüßtes Kakaopulver

Orange waschen, Schale fein abreiben. Orange auspressen. — Datteln, Paranüsse, Mandeln, Salz, 1 TL Orangenschale und 2 EL Orangensaft in einer Küchenmaschine (oder Blitzhacker) zu einer glatten Masse verarbeiten. Diese mit den Händen zu 10 Pralinen formen. — Pralinen in Kakaopulver wälzen und bis zum Verzehr kühl stellen.

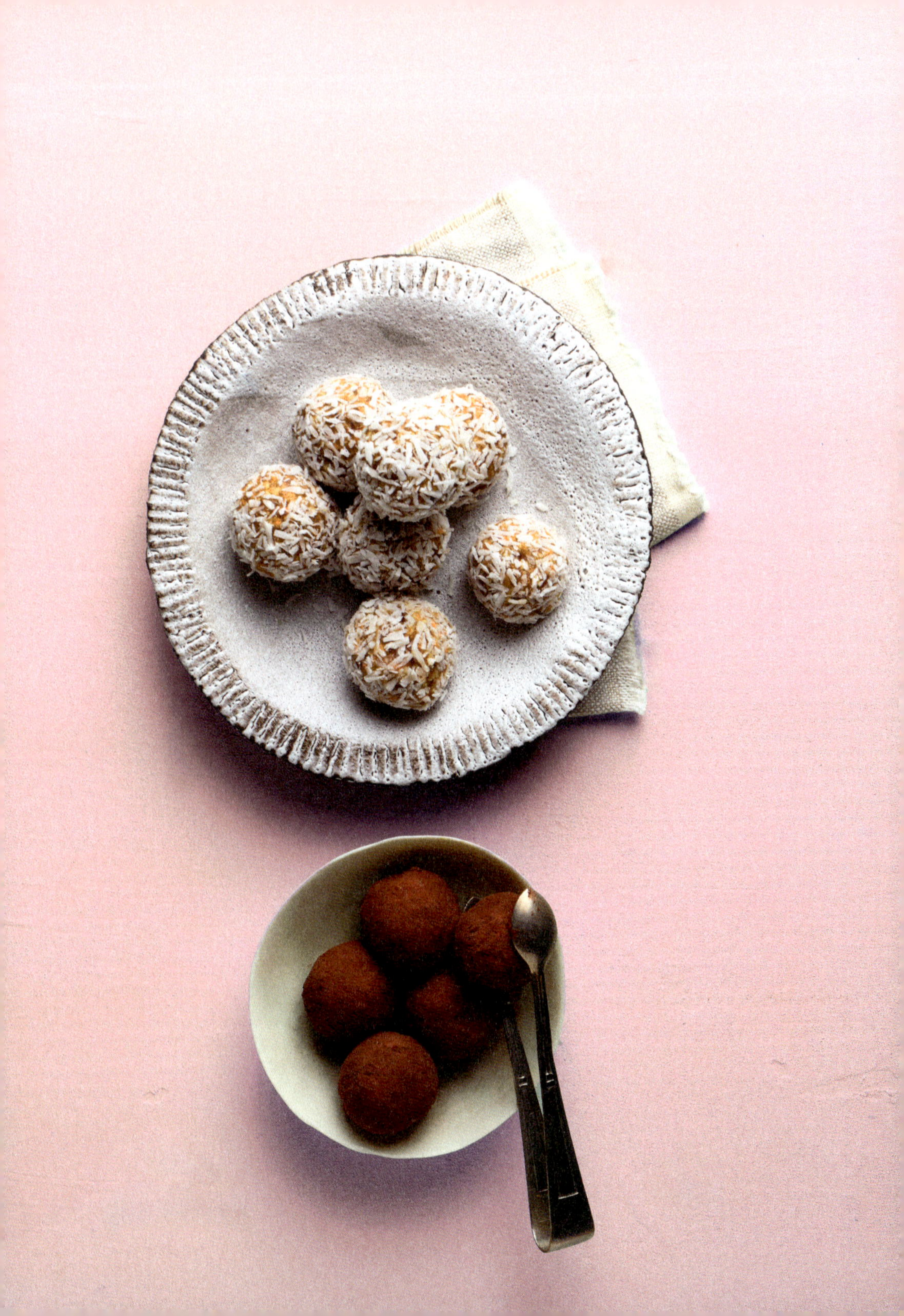

Tropische Limetten-Kokos-Pralinen

10 Stück

15 Min. + Wartezeit

2 Bio-Limetten
150 g Cashewkerne
2 EL weiches Kokosöl
50 g Kokosraspel
1 EL Honig
2 Prisen gemahlene Bourbon-Vanille

Limetten waschen, Schalen fein abreiben. 1 Limette auspressen. — Cashewkerne, Schale von 1 Limette, Limettensaft, Kokosöl, Kokosraspel, Honig und Vanille in einer Küchenmaschine (oder Blitzhacker) zu einer glatten Masse verarbeiten. — Diese mit den Händen zu 10 Pralinen formen. — Pralinen in restlicher Limettenschale wälzen und bis zum Verzehr kühl stellen.

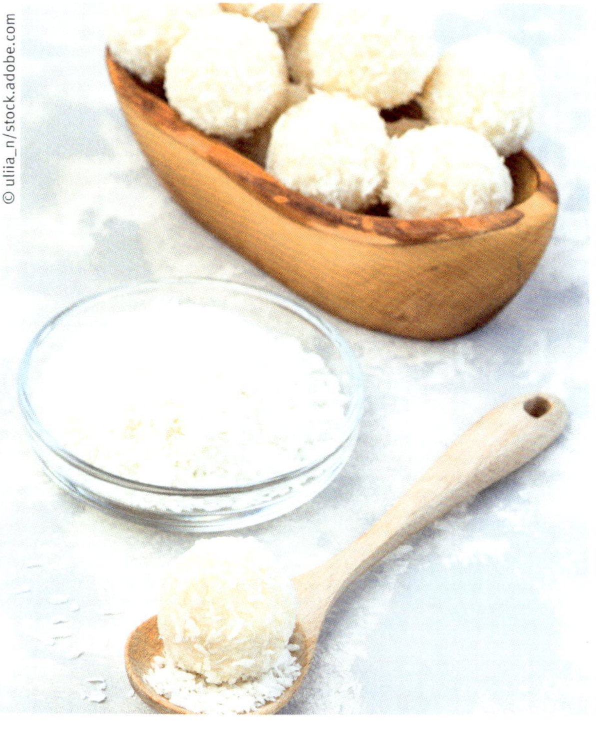

Dein Longevity-Journal:

vier Wochen für nachhaltige Veränderung

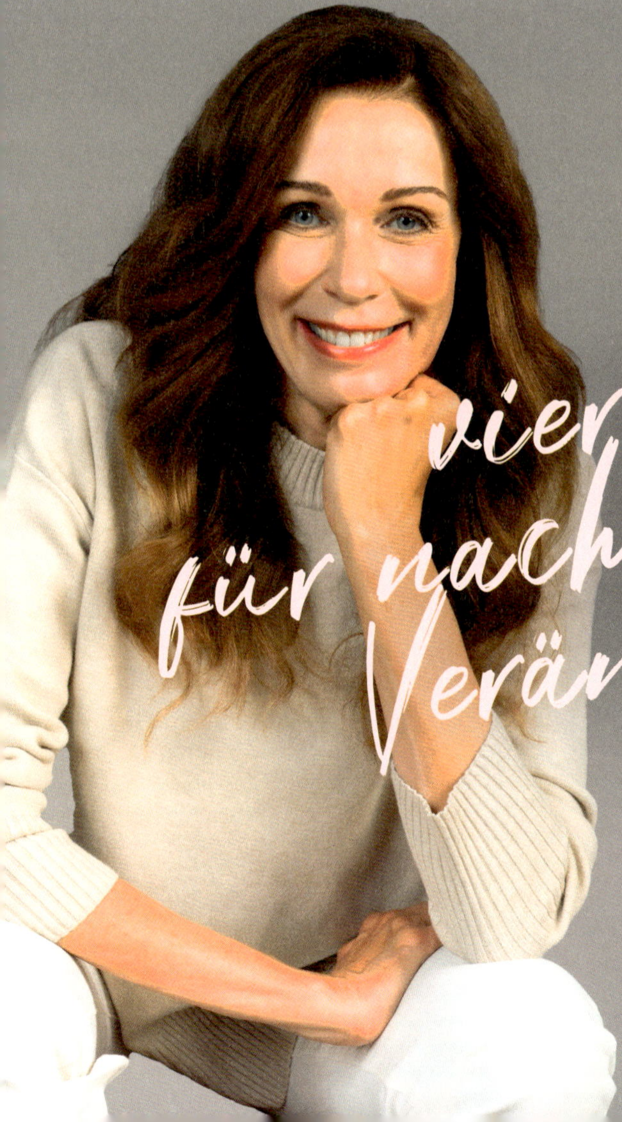

Wissen, was du tust

Jetzt beginnt der Teil, vor dem sich viele scheuen: das Protokollieren. Was habe ich wann gegessen? Wie ging es mir dabei? Warum habe ich gegessen? Schon der Gedanke daran, sich schwarz auf weiß mit dem eigenen Essverhalten zu konfrontieren, löst häufig Unsicherheit oder gar Widerwillen aus. Vielleicht spürst du die Sorge, dich zu streng zu bewerten oder etwas zu entdecken, das dir nicht gefällt. Gleichzeitig liegt genau darin eine große Chance: Nach und nach wirst du merken, wie sich dein Essverhalten und damit dein Wohlbefinden positiv verändert. Das bleibt nicht unbemerkt: Auch dein Umfeld wird wahrnehmen, wie viel stabiler, energiegeladener und wirkungsvoller du bist.

Genau das wird dein Vier-Wochen-Ernährungs-Journal anstoßen: Wissen, was du tust, um zu tun, was du bewusst wählst. Dieser Teil des Buches ist sicherlich einer der wichtigsten und kann zu einem Gamechanger für deine Longevity-Ernährung werden: Hier geht es um gelebtes Wissen. Das Wissen, das du dir in den vorherigen Kapiteln angeeignet hast, gilt es jetzt in deinem Alltag zu erleben. Schon Albert Einstein betonte die Bedeutung von Erfahrung gegenüber reinem Wissen. Und darauf kommt es jetzt an: Erkenntnis entsteht nicht nur durch Lesen oder Zuhören. Sie entsteht durch das, was du konkret tust, beobachtest, entwickelst und veränderst.

Durch Journaling – also das bewusste Aufzeichnen deiner Mahlzeiten, deiner Stimmung, deiner Tagesstruktur – wird dir nach und nach klar, wie viele unbewusste Muster deinen Alltag prägen. Studien zeigen eindrucksvoll: Menschen, die ihr Essverhalten dokumentieren, entwickelten mit der Zeit eine neue Beziehung zum Essen. Sie begannen, automatisch achtsamer zu essen, ihre Gewohnheiten zu hinterfragen und entdeckten individuelle Wege, sich gesünder zu ernähren. Manche starten damit, eine beiläufig eingenommene Hauptmahlzeit durch eine bewusst geplante und vorbereitete zu ersetzen. Andere entwickeln neue Strukturen rund um das Einkaufen und Kochen. Diese Veränderungen kommen nicht von außen, sie gehen direkt aus der Praxis des Aufschreibens hervor. Entscheidend: Es geht nicht um Disziplin. Es geht um Selbstreflexion, Selbsterkenntnis, Selbstwirksamkeit: damit du tagtäglich Entscheidungen triffst, die heute, morgen und übermorgen auf dein Gesundheitskonto einzahlen. Vielleicht als Motivation: Ernährungs-Journaling zählt zu den wirksamsten und nachhaltigsten Methoden, um abzunehmen.

Selbstbeobachtung als Schlüssel zur Autonomie

In der psychologischen Verhaltenstherapie ist Journaling längst ein zentrales Instrument zur Förderung von Selbstkontrolle. Ein Prozess, der über drei Stufen verläuft: Zunächst beginnt alles mit der Selbstbeobachtung. Du lernst, deine eigenen Essentscheidungen im Alltag wahrzunehmen. Darauf folgt die Selbstbewertung: Wie geht es dir mit dem, was du zu dir nimmst? Was tut dir wirklich gut? Und schließlich setzt die Selbstverstärkung ein. Jener kraftvolle Moment, in dem du erkennst: Ich kann Einfluss nehmen. Ich kann mich entwickeln. Ich darf stolz sein. Dieser dreistufige Weg zur Autonomie – in der Fachsprache auch Behavior Shaping genannt – ist nachweislich effektiver als jede Diät oder jeder Ernährungstrend, der von außen vorgegeben wird. Der entscheidende Unterschied liegt darin, dass du dich selbst beobachtest und deinen Weg findest. Du bist keine passive Empfängerin von Ernährungsempfehlungen mehr. Du wirst zur aktiven Gestalterin deiner Ernährungs- und Lebensweise.

Ein oft unterschätzter Aspekt in diesem Prozess ist auch der sogenannte Hawthorne-Effekt – der psychologische Mechanismus, der eintritt, sobald wir etwas beobachten. Allein die Tatsache, dass du deine Ernährung dokumentierst, verändert dein Verhalten. Ganz ohne Druck, ganz ohne Vorschriften. Ähnlich wie sich Menschen anders verhalten, wenn sie im Job beobachtet werden, verändert sich auch dein Essverhalten, sobald du beginnst, hinzusehen. Du nimmst dich selbst differenzierter und damit auch besser wahr. Dieser Effekt ist messbar und wird in der Wissenschaft als zusätzlicher Verstärker langfristiger Verhaltensänderung gesehen.

Individuell, alltagstauglich und wirkungsvoll

Dieses Vier-Wochen-Journal ist alles andere als ein Alibi-Programm. Es ist ein Werkzeug, das sich deinem Lebensstil anpasst. Es berücksichtigt, in welchem sozialen, beruflichen und emotionalen Umfeld du dich bewegst. Niemand von außen kann vorschreiben, was für dich funktioniert – das kannst nur du selbst herausfinden. Genau darin liegt die Kraft dieses Ansatzes. Je besser du dich kennenlernst, desto leichter wird es dir fallen, eigene Strategien zu entwickeln, die dich stärken. Du wirst resilienter gegenüber kurzfristigen Reizen wie Stress oder Heißhunger, aber auch gegenüber gesellschaftlichem Druck, Diättrends und oft subtilen Schönheits- oder Ernährungsidealen, die dein Denken über Essen und Körper prägen. Gerade dann, wenn sich das Leben wandelt und neue Herausforderungen mit sich bringt, zeigt sich, wie nachhaltig diese Veränderungen wirklich greifen – weil sie aus dir selbst heraus entstehen – liebevoll, selbstbestimmt und auf Augenhöhe. So sind die folgenden vier Journals mehr als ein Tool-Set für die nächsten Wochen: Sie sind eine Einladung, dein Essverhalten auf Basis deines Wissens bewusst zu beobachten und eigenständig weiterzuentwickeln. Vielleicht wirst du am Ende feststellen: Das Beobachten war nicht beängstigend, es war der Anfang von mehr Freiheit und bewusstem Genuss.

So gehst du vor

Falls du ein leichtes Zögern spürst, bevor du beginnst, ist das vollkommen natürlich. Etwas Neues zu starten, das den Blick auf dich selbst lenkt, braucht zunächst eine klare, verlässliche Struktur. Deshalb ist es sinnvoll, die vier Wochen in der vorgesehenen Reihenfolge zu durchlaufen. So entsteht ein schlüssiger Prozess, der dich schrittweise begleitet und trägt. Begegne dir in dieser Zeit mit einer Haltung der Neugier – offen, wach und mit einem gewissen Staunen. So, als würdest du eine dir nahestehende Person mit liebevoller Aufmerksamkeit betrachten. Diese Haltung der Güte dir selbst gegenüber ist von großer Bedeutung. Es geht darum, bewusst wahrzunehmen, was in deinem Alltag geschieht. Wenn du ergänzend die Rezepte nutzt, förderst du den Prozess zusätzlich. Kochen ist eine direkte Form der Selbstfürsorge, die dich in einen tieferen Kontakt mit deinen Bedürfnissen bringt.

Die vier »Ess-Formeln«, die du in den vorherigen Kapiteln kennengelernt hast, findest du hier in alltagstauglicher Form wieder – übersetzt in eine praktische Journalstruktur. So wird aus theoretischem Wissen ein konkreter, alltagsnaher Begleiter. Notiere in allen vier Journalen jeden Morgen deine Stimmung, indem du das entsprechende Emoji einkreist. Und nimm dir am Abend einen Moment für eine Rückschau, eine Reflektion: Was war heute leicht? Was hat dich überrascht? Was möchtest du morgen anders machen?

Was wir jetzt noch brauchen, bevor du beginnst, ist deine Entscheidung. Als dein Zeichen der Selbstachtung, eine stille Erinnerung daran, dass deine Gesundheit, deine Lebensqualität und dein langfristiges Wohlbefinden deine Aufmerksamkeit verdienen. Bist du bereit, dir selbst diesen Raum mit Würde, Neugier und Offenheit zu geben? Dann lass uns starten.

Was-essen-Journal

Jetzt beginnt ein Abschnitt, der von echter Entdeckungsfreude geprägt ist. Denn in der ersten Woche tritt die Einschränkung in den Hintergrund und stattdessen entfaltet sich eine neue Fülle. Vielleicht spürst du zum ersten Mal seit Langem, wie Essen sich nicht eng anfühlt, sondern sich öffnet: für Genuss, Vielfalt und eine neue Sinneserfahrung. Du wirst neue Lebensmittel entdecken, ungeahnte Kombinationen probieren oder durch Aromen überrascht werden, denen du vorher wenig Beachtung geschenkt hast. Genau das ist die Kraft dieser Woche: Du erweiterst dein Ernährungsspektrum durch Erfahrung. Du beginnst, dich selbst besser zu verstehen. Je genauer du beobachtest, was du isst, desto besser lernst du, wie dein Körper physisch, emotional, mental reagiert. Diese Erfahrungen sind der wichtigste Schritt, dein eigener Ernährungscoach zu werden. Ein Coach, der wach und flexibel bleibt, ohne sich von starren Regeln leiten zu lassen. Diese Woche legt dafür den Grundstein.

Wie gehst du vor? Im Folgenden findest du das Was-Essen-Journal. Es ist angelehnt an die 90-5-30-Formel (S. 40). In dem Journal hältst du nicht detailliert fest, was du gegessen hast, sondern setzt gezielt Haken: Hatte dein Teller zu mindestens 90 Prozent pflanzliche Lebensmittel? Ja, dann hake es ab. Die restlichen zehn Prozent gestaltest du frei nach deinem Geschmack. So trainierst du deine Wahrnehmung für pflanzenbasierte Ernährung, ohne in Kontrolle oder Bewertung zu verfallen.

Zusätzlich achtest du über den Tag verteilt auf das Prinzip: »Iss nach dem Regenbogen.« Versuche, alle fünf Hauptfarben pflanzlicher Lebensmittel in deinem Alltag unterzubringen – Weiß (z. B. Zwiebel, Blumenkohl), Rot (z. B. Tomate, Radieschen), Orange/Gelb (z. B. Karotte, Paprika), Grün (z. B. Brokkoli, Spinat) und Blau/Violett (z. B. Aubergine, Heidelbeeren). Jede dieser Farben steht für spezifische sekundäre Pflanzenstoffe – sie wirken antioxidativ, entzündungshemmend oder zellschützend und leisten so einen messbaren Beitrag zur Gesundheitsprävention.

Der dritte Aspekt dieser Woche: Zähle die Vielfalt. Dein Ziel sind 30 verschiedene pflanzliche Lebensmittel in sieben Tagen. Dabei zählt jedes Lebensmittel nur einmal, unabhängig davon, wie oft du es isst. Gemüse, Obst, Kräuter, Hülsenfrüchte, Nüsse, Saaten, Gewürze, Pilze und sogenannte Pseudogetreide wie Quinoa, Amaranth, Buchweizen oder Hafer zählen alle mit. Diese Diversität ist entscheidend für die Diversität in deinem Darmmikrobiom und somit für dein Immunsystem, deine Stimmung, deinen Stoffwechsel und deine Gesundheit.

Wenn du dich zwischendurch fragst, warum du das alles machst, schlag gerne noch einmal das Kapitel »Was essen« (S. 26) auf. Das gilt auch für die kommenden drei Wochen: ein kurzer Blick in die entsprechenden Kapitel kann dir jederzeit helfen, deine Motivation zu stärken. Und nun: Starte in deine erste Woche. Sei neugierig und offen und hab Freude an dieser neuen Fülle.

Was-essen-Journal

Montag

STIMMUNG ☺ 😐 ☹

90% Pflanzen

Frühstück	◯ Ja	◯ Nein
Mittag	◯ Ja	◯ Nein
Abendessen	◯ Ja	◯ Nein

5 Farben pro Tag

◯ Ja ◯ Nein

Reflexion des Tages:

Dienstag

STIMMUNG ☺ 😐 ☹

90% Pflanzen

Frühstück	◯ Ja	◯ Nein
Mittag	◯ Ja	◯ Nein
Abendessen	◯ Ja	◯ Nein

5 Farben pro Tag

◯ Ja ◯ Nein

Reflexion des Tages:

Freitag

STIMMUNG ☺ 😐 ☹

90% Pflanzen

Frühstück	◯ Ja	◯ Nein
Mittag	◯ Ja	◯ Nein
Abendessen	◯ Ja	◯ Nein

5 Farben pro Tag

◯ Ja ◯ Nein

Reflexion des Tages:

Samstag

STIMMUNG ☺ 😐 ☹

90% Pflanzen

Frühstück	◯ Ja	◯ Nein
Mittag	◯ Ja	◯ Nein
Abendessen	◯ Ja	◯ Nein

5 Farben pro Tag

◯ Ja ◯ Nein

Reflexion des Tages:

Mittwoch

STIMMUNG ☺ 😐 ☹

90% Pflanzen

Frühstück	◯ Ja	◯ Nein
Mittag	◯ Ja	◯ Nein
Abendessen	◯ Ja	◯ Nein

5 Farben pro Tag

◯ Ja ◯ Nein

Reflexion des Tages:

Donnerstag

STIMMUNG ☺ 😐 ☹

90% Pflanzen

Frühstück	◯ Ja	◯ Nein
Mittag	◯ Ja	◯ Nein
Abendessen	◯ Ja	◯ Nein

5 Farben pro Tag

◯ Ja ◯ Nein

Reflexion des Tages:

Sonntag

STIMMUNG ☺ 😐 ☹

90% Pflanzen

Frühstück	◯ Ja	◯ Nein
Mittag	◯ Ja	◯ Nein
Abendessen	◯ Ja	◯ Nein

5 Farben pro Tag

◯ Ja ◯ Nein

Reflexion des Tages:

30-Pflanzen-pro-Woche-Challenge

Wann-essen-Journal

Die zweite Woche lädt dich ein, deine Beziehung zum Wann des Essens neu und bewusster zu gestalten. Drei Mahlzeiten täglich, keine Snacks dazwischen, Pausen von drei bis fünf Stunden und ein leichtes Abendessen vor 19 Uhr – das ist die Grundstruktur, mit der du arbeitest. Wenn du morgens nichts brauchst, darf das Frühstück entfallen. Der rote Faden bleibt klar: Zwischen den Mahlzeiten entsteht Raum. Dieser Raum ist nicht nur physiologisch bedeutsam, sondern auch psychologisch wirksam. Denn im Moment des Nicht-Nachgebens, wenn du die Spannung eines aufkommenden Appetits aushältst, geschieht etwas Wesentliches: Du trainierst Selbstkontrolle – keine Einschränkung, sondern Stärkung innerer Freiheit. Wer einer Versuchung standhalten kann, gewinnt Selbstvertrauen. Wer dies immer wieder übt, erlebt Selbstwirksamkeit. Neurowissenschaftlich sind solche Momente Training für dein Gehirn: Du schulst Impulskontrolle, förderst Konzentration, Schärfe und Klarheit. Gerade weil das Nervensystem ein Leben lang lernfähig bleibt, lohnt es sich, es mit gezieltem Verzicht herauszufordern.

Doch Selbstkontrolle bedeutet nicht starre Disziplin. Hier kommt die Idee der flexiblen Kontrolle ins Spiel. Sie zeigt: Nicht das perfekte Einhalten aller Regeln sorgt für Stabilität, sondern die Fähigkeit, Abweichungen gelassen und konstruktiv zu integrieren. Wer sich strikte Verbote auferlegt – ab morgen nie wieder Kuchen, ab sofort nur noch nach Plan – gerät leicht ins Alles-oder-nichts-Denken. Schon ein kleiner Ausrutscher, ein Keks am Nachmittag, scheint dann den ganzen Plan zu zerstören. Schuldgefühle, Kontrollverlust und Frust sind die Folge. Flexible Kontrolle hingegen erlaubt Fehler, ohne dass alles zusammenbricht. Sie sieht Ernährung als dynamischen Prozess: Ziel ist eine gesunde Struktur mit drei Hauptmahlzeiten, doch innerhalb dieser darf es menschlich flexibel bleiben: Ein Stück Torte am Nachmittag bedeutet nicht, dass der Tag verloren ist, sondern: ein Stück Torte heute. Morgen geht es bewusst weiter.

Genau hier unterstützt dich dein Warum-essen-Journal. Es führt dich durch die Woche und macht deine Erfahrungen sichtbar. Für jeden Tag findest du den Soll-Zustand: Frühstück – ja, Mittagessen – ja, Abendessen – ja, Snacks – nein, letzte Mahlzeit vor 19 Uhr – ja, leichtes Abendessen – ja. Daneben steht der Ist-Zustand: Was hast du tatsächlich umgesetzt? Was hat funktioniert, wo gab es Abweichungen? Indem du deine Antworten schlicht mit Ja oder Nein einträgst, entsteht ein ehrliches Bild deines Alltags. Es bewertet dich nicht, sondern begleitet dich – und zeigt dir zugleich, wie viele bewusste Entscheidungen du Tag für Tag triffst.

Ein besonders wirksames Werkzeug in dieser Woche ist die mentale Vorbereitung. Nimm dir am Abend einen kurzen Moment, um dir den nächsten Tag vorzustellen: Was wirst du essen? Wann wirst du essen? Wie wirst du dich fühlen, wenn eine gewohnte Snack-Situation auftaucht und du diesmal innehältst? Diese gedankliche Vorwegnahme stärkt deine Handlungsfähigkeit. Sie verbindet dein Vorhaben mit deinem Alltag, macht dich innerlich bereit und festigt dein neues Essverhalten Schritt für Schritt. So entsteht mit der Zeit ein stabiler Rhythmus. Deine Gedanken werden klarer, dein Selbstvertrauen wächst, und du spürst Stolz darauf, wie sehr dein Gehirn deine Selbstwirksamkeit wahrnimmt und stärkt.

WANN-ESSEN-JOURNAL

Soll-ZUSTAND	Montag	Dienstag	Mittwoch
	STIMMUNG ☺ 😐 ☹	STIMMUNG ☺ 😐 ☹	STIMMUNG ☺ 😐 ☹
	IST-ZUSTAND	IST-ZUSTAND	IST-ZUSTAND
Frühstück	Frühstück	Frühstück	Frühstück
☒ Ja ○ Nein	○ Ja ○ Nein	○ Ja ○ Nein	○ Ja ○ Nein
Mittag	Mittag	Mittag	Mittag
☒ Ja ○ Nein	○ Ja ○ Nein	○ Ja ○ Nein	○ Ja ○ Nein
Abendessen	Abendessen	Abendessen	Abendessen
☒ Ja ○ Nein	○ Ja ○ Nein	○ Ja ○ Nein	○ Ja ○ Nein
Snack 1:	Snack 1:	Snack 1:	Snack 1:
○ Ja ☒ Nein	○ Ja ○ Nein	○ Ja ○ Nein	○ Ja ○ Nein
Snack 2:	Snack 2:	Snack 2:	Snack 2:
○ Ja ☒ Nein	○ Ja ○ Nein	○ Ja ○ Nein	○ Ja ○ Nein
Snack 3:	Snack 3:	Snack 3:	Snack 3:
○ Ja ☒ Nein	○ Ja ○ Nein	○ Ja ○ Nein	○ Ja ○ Nein
Letztes Essen spätestens um 19 Uhr:	Letztes Essen spätestens um 19 Uhr:	Letztes Essen spätestens um 19 Uhr:	Letztes Essen spätestens um 19 Uhr:
☒ Ja ○ Nein	○ Ja ○ Nein	○ Ja ○ Nein	○ Ja ○ Nein
Leichtes Dinner:	Leichtes Dinner:	Leichtes Dinner:	Leichtes Dinner:
☒ Ja ○ Nein	○ Ja ○ Nein	○ Ja ○ Nein	○ Ja ○ Nein
	REFLEXION DES TAGES:	REFLEXION DES TAGES:	REFLEXION DES TAGES:

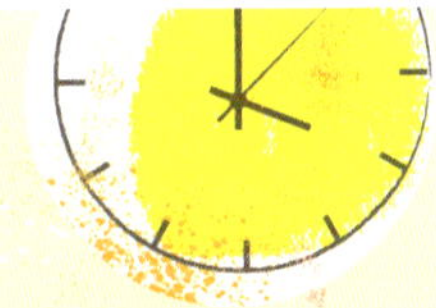

Donnerstag

STIMMUNG

☺ 😐 ☹

IST-ZUSTAND

Frühstück

◯ Ja ◯ Nein

Mittag

◯ Ja ◯ Nein

Abendessen

◯ Ja ◯ Nein

Snack 1:

◯ Ja ◯ Nein

Snack 2:

◯ Ja ◯ Nein

Snack 3:

◯ Ja ◯ Nein

Letztes Essen spätestens um 19 Uhr:

◯ Ja ◯ Nein

Leichtes Dinner:

◯ Ja ◯ Nein

REFLEXION DES TAGES:

Freitag

STIMMUNG

☺ 😐 ☹

IST-ZUSTAND

Frühstück

◯ Ja ◯ Nein

Mittag

◯ Ja ◯ Nein

Abendessen

◯ Ja ◯ Nein

Snack 1:

◯ Ja ◯ Nein

Snack 2:

◯ Ja ◯ Nein

Snack 3:

◯ Ja ◯ Nein

Letztes Essen spätestens um 19 Uhr:

◯ Ja ◯ Nein

Leichtes Dinner:

◯ Ja ◯ Nein

REFLEXION DES TAGES:

Samstag

STIMMUNG

☺ 😐 ☹

IST-ZUSTAND

Frühstück

◯ Ja ◯ Nein

Mittag

◯ Ja ◯ Nein

Abendessen

◯ Ja ◯ Nein

Snack 1:

◯ Ja ◯ Nein

Snack 2:

◯ Ja ◯ Nein

Snack 3:

◯ Ja ◯ Nein

Letztes Essen spätestens um 19 Uhr:

◯ Ja ◯ Nein

Leichtes Dinner:

◯ Ja ◯ Nein

REFLEXION DES TAGES:

Sonntag

STIMMUNG

☺ 😐 ☹

IST-ZUSTAND

Frühstück

◯ Ja ◯ Nein

Mittag

◯ Ja ◯ Nein

Abendessen

◯ Ja ◯ Nein

Snack 1:

◯ Ja ◯ Nein

Snack 2:

◯ Ja ◯ Nein

Snack 3:

◯ Ja ◯ Nein

Letztes Essen spätestens um 19 Uhr:

◯ Ja ◯ Nein

Leichtes Dinner:

◯ Ja ◯ Nein

REFLEXION DES TAGES:

Wie-essen-Journal

Schneller, immer schneller. Der Alltag verlangt uns vieles ab und oft bleibt kaum Raum zum Innehalten. Termine, Nachrichten, Verpflichtungen – das Tempo nimmt stetig zu. Auch das Essen bleibt davon nicht unberührt. Es wird zur Nebensache, zur bloßen Energiezufuhr im Vorbeigehen. Vielleicht bleibt es ganz aus oder wird hastig eingeschoben. Diese Woche ist eine Einladung, diesem Automatismus etwas entgegenzusetzen. Mit dem Fokus auf das Wie-essen schaffen wir eine bewusste Zäsur. Eine kleine Insel, auf der du dir selbst begegnest und dich wieder mit deinem Körper verbindest. Das passt gut zum Zeitpunkt, an dem wir stehen: Halbzeit der vier Wochen. Zeit für ein neues Gefühl von Zeit. Eines, das sich nicht nach »zu wenig« anfühlt, sondern dir den Raum gibt, Wichtiges bewusst an erste Stelle zu setzen.

Drei konkrete Aspekte stehen in dieser Woche im Mittelpunkt. Alle drei helfen dir, das Essen wieder als Erfahrung wahrzunehmen und nicht als bloßen Vollzug. Der erste Aspekt: das Mittagessen. Diese Mahlzeit wird dein Ankerpunkt. Gerade sie wird im Alltagsgetöse oft übergangen oder lieblos nebenbei erledigt. Erinnere dich an das, was wir im Kapitel »Wie essen« (S. 76) besprochen haben: Die Wie-essen-Formel bildet hier den Rahmen. Nimm dir die kommenden sieben Tage täglich 20 Minuten dafür. Dein Gehirn braucht diese Zeit, um das Signal »ich bin satt« überhaupt wahrzunehmen. Und weil es im besten Fall eine kleine Atempause für dein Stress-System ist. Eine Unterbrechung, die deinem Körper hilft, in seinen natürlichen Rhythmus von Aufnahme, Verarbeitung und Regeneration zurückzufinden.

Der zweite Aspekt ist ein Vagus-Ritual, eine kleine, persönliche Einstimmung, die dein Nervensystem vom Aktivitätsmodus in den Verdauungsmodus schaltet. Der Vagusnerv spielt dabei eine zentrale Rolle. Nur wenn er aktiviert ist, kann dein Körper überhaupt optimal verdauen. In Zeiten von Anspannung oder Eile dominiert der Sympathikus, dein »Aktivnerv«. Deshalb entwickelst du dein eigenes Vagus-Ritual, das du vor dem Mittagessen durchführst und das du gerne auch zu anderen Mahlzeiten mitnehmen kannst.

Hier sind sieben bewährte Möglichkeiten. Wähle dir drei aus, die du in dein Journal einträgst und diese Woche regelmäßig praktizierst. Natürlich kannst du auch mehr als drei Rituale in deinen Tag einbauen, aber der Fokus liegt darauf, zunächst drei bewusst auszuwählen, um sie verlässlich zur Vorbereitung auf das Mittagessen zu nutzen.

KÄLTEREIZ Spüle deine Hände und Handgelenke mit kaltem Wasser ab. Die Kälte stimuliert die peripheren Nervenenden und wirkt unmittelbar regulierend auf dein vegetatives Nervensystem. Du wirst spüren, wie der Moment sich verändert.

SUMM-VIBRATION Summen wie eine Biene – leise oder für dich hörbar. Entscheidend ist die feine Vibration im Halsraum, die über den Kehlkopf deinen Vagusnerv anspricht.

HALS-MASSAGE Lege deine Finger hinter die Ohren und streiche mit sanftem Druck entlang der Seiten deines Halses bis hinunter zu den Schlüsselbeinen. Wiederhole diese Bewegung einige Male. Sie wirkt unmittelbar beruhigend auf das Nervensystem.

KAUMUSKULATUR-ENTSPANNUNG Lege deine Finger auf die Kaumuskulatur – du findest sie, wenn du den Mund leicht öffnest. Atme ein, und während du ausatmest, streiche mit den Fingern sanft nach unten. Öffne dabei leicht den Mund. Wiederhole diesen Ablauf einige Male. Das löst Spannung und unterstützt die Regulation.

AUGEN-SELFCARE Platziere deine Handballen sanft auf die geschlossenen Augen und genieße für einen kleinen Moment die beruhi-

WIE-ESSEN-JOURNAL

Dein eigenes Vagus-Ritual

1.

Montag	Dienstag	Mittwoch
STIMMUNG ☺ 😐 ☹	STIMMUNG ☺ 😐 ☹	STIMMUNG ☺ 😐 ☹
20-MINUTEN MITTAG: ○ Ja ○ Nein	20-MINUTEN MITTAG: ○ Ja ○ Nein	20-MINUTEN MITTAG: ○ Ja ○ Nein
DEIN VAGUS-RITUAL ○ Ja ○ Nein	DEIN VAGUS-RITUAL ○ Ja ○ Nein	DEIN VAGUS-RITUAL ○ Ja ○ Nein
KAUEN ○ Ja ○ Nein	KAUEN ○ Ja ○ Nein	KAUEN ○ Ja ○ Nein
REFLEXION DES TAGES:	REFLEXION DES TAGES:	REFLEXION DES TAGES:

2.

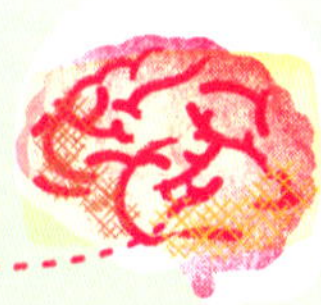

Donnerstag	Freitag	Samstag	Sonntag
STIMMUNG ☺ 😐 ☹	STIMMUNG ☺ 😐 ☹	STIMMUNG ☺ 😐 ☹	STIMMUNG ☺ 😐 ☹
20-MINUTEN MITTAG:	20-MINUTEN MITTAG:	20-MINUTEN MITTAG:	20-MINUTEN MITTAG:
◯ Ja ◯ Nein	◯ Ja ◯ Nein	◯ Ja ◯ Nein	◯ Ja ◯ Nein
DEIN VAGUS-RITUAL	DEIN VAGUS-RITUAL	DEIN VAGUS-RITUAL	DEIN VAGUS-RITUAL
◯ Ja ◯ Nein	◯ Ja ◯ Nein	◯ Ja ◯ Nein	◯ Ja ◯ Nein
KAUEN	KAUEN	KAUEN	KAUEN
◯ Ja ◯ Nein	◯ Ja ◯ Nein	◯ Ja ◯ Nein	◯ Ja ◯ Nein
REFLEXION DES TAGES:	REFLEXION DES TAGES:	REFLEXION DES TAGES:	REFLEXION DES TAGES:

3.

gende Dunkelheit. Der leichte Druck reicht aus, um dein inneres Ruhe-System zu aktivieren.

ECHTES LÄCHELN Lächle mit einer freundlichen inneren Haltung dir selbst gegenüber. Dieses Lächeln erreicht über feine muskuläre Rückkopplungen deinen gesamten Körper und den Vagusnerv.

ZUNGEN-YOGA Fahre bei geschlossenem Mund mit deiner Zunge langsam von außen entlang der Zahnreihen: erst oben, dann unten. Diese Bewegung regt den Speichelfluss an und wirkt gleichzeitig tonisierend auf die Gesichtsmuskulatur. Eine ideale Vorbereitung für das, was folgt.

Du wirst feststellen: Bereits durch das Ritual bist du innerlich anders gestimmt, wenn du mit dem Essen beginnst. Das Kauen – als dritter Aspekt des Journals – ist keine Aufgabe, die du abhaken musst, es ist ein natürlicher Prozess, der sich einstellt, wenn dein System im Ruhemodus ist. Gerade wenn du frische, unverarbeitete Lebensmittel isst – etwa einen knackigen Salat – wirst du automatisch kauen müssen, bevor du schlucken kannst. Dein Körper gibt den Takt vor. Es geht nicht darum, die genaue Zahl der Kaubewegungen zu zählen oder jeden Bissen zu analysieren. Vielmehr geht es darum, präsent zu bleiben. Durch die vorherige Aktivierung deines Vagusnervs entsteht ein Gefühl von Zeit, als hättest du sie plötzlich wieder zur Verfügung. Der Impuls, möglichst schnell zu schlucken, kommt nicht mehr reflexartig – wie es im Stressmodus der Fall ist – sondern dann, wenn dein Körper bereit ist. So kann jeder Bissen besser eingespeichelt und vorbereitet werden, bevor er im Magen ankommt.

Studien haben gezeigt, dass Menschen, die vor dem Essen ein kleines Ritual durchführen und achtsam kauen, ihre Mahlzeit insgesamt bewusster erleben, sich früher gesättigt fühlen und auch auf zellulärer Ebene besser versorgt sind. Die Folge: nachhaltiges Gewichtsmanagement, eine stabile Verdauung, ausgeglichenere Stimmung, ein robusteres Stressverhalten. So wird das Mittagessen zu mehr als nur einer Mahlzeit: zu einem täglichen Moment der Selbstachtung, in dem du deinem Körper gibst, was er braucht. Genau darin liegt die Longevity-Kraft dieser Woche. Statt dich »durchzubeißen«, geht es in diesen Tagen darum, dich »durchzukauen«.

Warum-essen-Journal

Drei Wochen lang hast du dein Essverhalten beobachtet, bewusster gestaltet und mit kleinen Veränderungen große Wirkung erzielt. Du hast dich selbst ernst genommen, achtsamer gegessen und neue Muster erforscht. Jetzt beginnt die vierte Woche. Sie schenkt dir die Möglichkeit, all das, was du geübt hast, in deine Haltung zu integrieren. Im Mittelpunkt stehen drei einfache, aber wirkungsvolle Schritte, die dich dabei unterstützen, noch tiefer bei dir selbst anzukommen.

Der erste Schritt ist das Selbstgespräch in der dritten Person. Vor dem Frühstück, Mittag- und Abendessen nimmst du dir einen Moment, um dich mit deinem Namen anzusprechen. So entsteht ein sanfter Perspektivwechsel. Du beobachtest dich selbst mit Abstand und Zuwendung zugleich. Zum Beispiel: »Anke bereitet sich gerade ein leichtes Mittagessen zu.« Diese einfache Sprache verändert deinen inneren Ton. Die Melodie deiner Gedanken wird weicher, zugewandter, klarer. Diese Wirkung – auch Prosodie genannt – hat direkten Einfluss auf dein Nervensystem und unterstützt ein Gefühl von Sicherheit und Ruhe. Im Journal findest du für jede Mahlzeit ein Feld, in das du ein Häkchen setzt, wenn du das Selbstgespräch geführt hast.

Der zweite Schritt führt dich vom Handeln ins Sein. Es geht darum, dich nicht über das zu definieren, was du tust, sondern über das, was du bist. Wenn du in deinem Inneren verankert bist, entsteht deine Klarheit, die nicht von außen kommen muss. Du brauchst keine zusätzliche Mo-

WARUM-ESSEN-JOURNAL

Opposite Action Frühstück	Montag	Dienstag	Mittwoch
	STIMMUNG ☺ 😐 ☹	STIMMUNG ☺ 😐 ☹	STIMMUNG ☺ 😐 ☹
URSPRÜNGLICH:	**SELBSTGESPRÄCH IN 3. PERSON**	**SELBSTGESPRÄCH IN 3. PERSON**	**SELBSTGESPRÄCH IN 3. PERSON**
	Frühstück ◯ Ja ◯ Nein	Frühstück ◯ Ja ◯ Nein	Frühstück ◯ Ja ◯ Nein
	Mittag ◯ Ja ◯ Nein	Mittag ◯ Ja ◯ Nein	Mittag ◯ Ja ◯ Nein
	Abendessen ◯ Ja ◯ Nein	Abendessen ◯ Ja ◯ Nein	Abendessen ◯ Ja ◯ Nein
STATTDESSEN:	**SEIN STATT TUN**	**SEIN STATT TUN**	**SEIN STATT TUN**
	Frühstück ◯ Ja ◯ Nein	Frühstück ◯ Ja ◯ Nein	Frühstück ◯ Ja ◯ Nein
	Mittag ◯ Ja ◯ Nein	Mittag ◯ Ja ◯ Nein	Mittag ◯ Ja ◯ Nein
	Abendessen ◯ Ja ◯ Nein	Abendessen ◯ Ja ◯ Nein	Abendessen ◯ Ja ◯ Nein
	REFLEXION DES TAGES:	REFLEXION DES TAGES:	REFLEXION DES TAGES:

Mittag

URSPRÜNGLICH:

STATTDESSEN:

Donnerstag

STIMMUNG

SELBSTGESPRÄCH IN 3. PERSON

Frühstück
◯ Ja ◯ Nein
Mittag
◯ Ja ◯ Nein
Abendessen
◯ Ja ◯ Nein

SEIN STATT TUN

Frühstück
◯ Ja ◯ Nein
Mittag
◯ Ja ◯ Nein
Abendessen
◯ Ja ◯ Nein

REFLEXION DES TAGES:

Freitag

STIMMUNG

SELBSTGESPRÄCH 3. PERSON

Frühstück
◯ Ja ◯ Nein
Mittag
◯ Ja ◯ Nein
Abendessen
◯ Ja ◯ Nein

SEIN STATT TUN

Frühstück
◯ Ja ◯ Nein
Mittag
◯ Ja ◯ Nein
Abendessen
◯ Ja ◯ Nein

REFLEXION DES TAGES:

Samstag

STIMMUNG

SELBSTGESPRÄCH IN 3. PERSON

Frühstück
◯ Ja ◯ Nein
Mittag
◯ Ja ◯ Nein
Abendessen
◯ Ja ◯ Nein

SEIN STATT TUN

Frühstück
◯ Ja ◯ Nein
Mittag
◯ Ja ◯ Nein
Abendessen
◯ Ja ◯ Nein

REFLEXION DES TAGES:

Sonntag

STIMMUNG

SELBSTGESPRÄCH IN 3. PERSON

Frühstück
◯ Ja ◯ Nein
Mittag
◯ Ja ◯ Nein
Abendessen
◯ Ja ◯ Nein

SEIN STATT TUN

Frühstück
◯ Ja ◯ Nein
Mittag
◯ Ja ◯ Nein
Abendessen
◯ Ja ◯ Nein

REFLEXION DES TAGES:

Abendessen

URSPRÜNGLICH: | STATTDESSEN:

tivation. Deine Identität selbst wird zur Orientierung. Du isst bewusst, weil du die Frau bist, die sich gut versorgt. Du triffst Entscheidungen, weil sie deinem Selbstbild entsprechen. Diese innere Übereinstimmung ersetzt äußere Anstrengung. Du musst dich zu nichts überreden. Du bist es längst. Auch diesen Schritt hältst du im Journal fest – mit einem Häkchen bei jeder Mahlzeit, bei der du aus diesem inneren Selbstverständnis heraus gehandelt hast.

Der dritte Schritt ist die sogenannte Opposite Action. In Situationen, in denen alte Muster auftauchen, wählst du bewusst eine andere Handlung. Statt schnell zu essen, stellst du dich kurz ans offene Fenster. Statt aus Unruhe zu snacken, trinkst du ein Glas Wasser. Vielleicht gehst du eine Runde ins Freie oder bewegst dich ein paar Minuten. Diese kleinen Entscheidungen zeigen dir, dass du in jedem Moment wählen kannst. Im Journal findest du dafür drei Felder unter jeder Mahlzeit: Was du ursprünglich tun wolltest, was du stattdessen getan hast, und wie es dir damit ging.

Mit dieser Woche vollendet sich ein Weg, den du vier Wochen lang gegangen bist. Aus kleinen Schritten ist eine Richtung geworden. Aus Übungen eine Haltung. Du erkennst mehr und mehr, was zu dir passt, da es aus dir selbst gewachsen ist. So entsteht eine Essweise, die zu deinem Leben gehört, weil du sie selbst gefunden hast. Vielleicht war sie schon immer in dir, nur überlagert von Mustern, Erwartungen oder Stimmen von außen. Genau darin liegt ihre Kraft. Du brauchst keine Motivation mehr. Du folgst dem, was du bist. Paulo Coelho beschreibt diesen Weg als eine Reise, bei der es nicht darum geht, jemand anderes zu werden, sondern all das hinter sich zu lassen, was nie zu einem gehört hat. So wird sichtbar, was in dir längst bereit ist. Vielleicht ist genau das der schönste Weg zu Longevity: Du lebst, was du bist – klar, sanft, mit leiser Strahlkraft. Das verändert nicht nur dich, sondern wirkt weit über dich hinaus.

Der Anfang liegt oft am Ende

Erinnerst du dich an das Bild deines 80. Geburtstags, mit dem dieses Buch begonnen hat? Vielleicht kannst du es jetzt noch klarer sehen. Weil du spürst, was möglich ist, wenn du gut für dich sorgst. Wenn du dich nährst – mit achtsamer Ernährung, mit Gedanken, die dich stärken, mit einer Haltung, die dir Halt gibt. Du hast erfahren, wie sich Lebensqualität entfaltet, wenn du deinen Körper mit Respekt behandelst und deine Gesundheit ernst nimmst. Manchmal beginnt ein neues Lebensgefühl mit einer scheinbar kleinen Entscheidung. Heute. Dann wächst es zu deiner inneren Gewissheit: Ich kann gestalten, wie ich älter werde.

Longevity ist mehr als ein Marketing-Konzept. Es ist ein Lebensgefühl. Ein bewusster Weg, der getragen ist von Sinn, von Selbstverantwortung und von Gemeinschaft. Gesund älter zu werden bedeutet nicht nur, für sich selbst gut zu sorgen, sondern auch für andere ein Vorbild zu sein. Für Freundinnen. Für Töchter. Für Frauen, die sich fragen: Geht da noch was? Denn Sinnhaftigkeit ist auch eine Form von Nahrung. Wenn du dieses Buch gelesen hast, hast du nicht nur Wissen aufgenommen, sondern etwas in dir berührt. Du bist deinem eigenen Rhythmus gefolgt, hast dich erinnert an das, was dir guttut und vielleicht hast du genau dadurch auch anderen etwas gegeben. Der Dalai Lama hat einmal gesagt: »Die Hoffnung der Welt ruht auf den Schultern der Frauen.« Vielleicht ist genau das die Kraft, die dich jetzt trägt. Du verbindest Lebenserfahrung mit Mut. Tiefe mit Klarheit. Und du weißt, worauf es ankommt.

So wird dein Weg weitergehen, über dich hinaus. Teile das, was dich gestärkt hat. Schenk dieses Buch einer Freundin, einer Schwester, deiner Mutter oder Tochter. Was geteilt wird, wird größer. Veränderung beginnt oft leise. In einem Satz. In einem Blick. In dem Mut, für etwas einzustehen, das sich richtig anfühlt. So wird aus deiner Entscheidung für ein gesünderes Leben ein Beitrag für eine gesündere Zukunft. Du wirst zur Inspiration – für dich, für andere, für eine neue Art, das Alter zu leben.

Fortsetzung: er-folgt

Vielleicht hast du beim Lesen dieses Buches gespürt, wie gut es dir tut, deinen Körper zu verstehen und mit bewusst gewählter Ernährung zu stärken. Gerade in der Lebensphase nach der Menopause entfaltet es eine besondere Kraft. Doch das ist erst der Anfang.

Wenn du Lust hast, tiefer in einzelne Themen einzutauchen, mehr über Gesundheit zu erfahren oder neue Rezepte für deinen Alltag zu entdecken, dann begleite ich dich gerne weiter. Auf meiner Webseite findest du viele zusätzliche Impulse rund um Ernährung, Longevity, Lebensfreude und Frauengesundheit. Auch Achtsamkeit, Yoga und Meditation spielen dabei eine Rolle – alles, was dich dabei unterstützt, gesund, gelassen und voller Energie älter zu werden.

Hör auch gerne in meinen Podcast rein. Dort spreche ich regelmäßig über Ernährung, Gesundheit und das Leben als Frau 50 plus. Auf Instagram teile ich Inspirationen, Tipps, einfache Rezepte und kleine Denkanstöße. Ich freue mich, wenn du dort vorbeischaust und wir in Kontakt bleiben.

Du möchtest mehr? Ich halte regelmäßig Vorträge und biete Online-Events an: für Frauen und für Unternehmen, die ihre Mitarbeiterinnen dabei unterstützen möchten, achtsam, kraftvoll und gesund zu bleiben. Wenn du Interesse hast, schreib mir einfach. Ich freue mich auf dich.

Die QR-Codes zu Website, Podcast und Instagram-Kanal sowie meine E-Mail-Adresse findest du bei meinen Empfehlungen (S. 203).

Danksagung: Familie und Team

Von Herzen danke ich euch, Mama und Papa – für euer liebevolles Verständnis, eure Unterstützung und dafür, dass ihr immer an meiner Seite seid. Es bedeutet mir viel, dass ihr mit so viel Interesse begleitet, was ich tue. Dieses Buch trägt auch ein Stück von euch in sich.

Danke, Rainer, für deinen Halt, dein offenes Ohr – und dafür, dass du jeden einzelnen Text gelesen hast, oft mehrfach. Deine Geduld, dein ehrlicher Blick und dein Vertrauen in mich haben mich mehr gestärkt, als du ahnst.

Ein großes Dankeschön an dich, liebe Uta Spieldiener – als Programmleiterin beim TRIAS Verlag warst du nicht nur fachlich, sondern auch menschlich eine echte Stütze. Danke für dein Vertrauen, deine klaren Rückmeldungen und die entspannte, wertschätzende Zusammenarbeit. Ohne dich wäre dieses Projekt nicht das geworden, was es jetzt ist.

Danke auch an meine Lektorin Dr. Katrin Korch – für Ihren feinen Blick zwischen die Zeilen, Ihr Gespür für Rhythmus und Ton und die ruhige Präzision, mit der Sie den Text sprachlich begleitet haben.

Genau so habe ich mir das gewünscht.

Stichworverzeichnis

Rezept- und Zutatenverzeichnis

Empfehlungen von Petra Orzech

Weitere Informationen findest du auf meiner Website, auf meinem Instagram-Kanal und in meinem Podcast. Auf der Website wartet eine gratis Longevity-Meditation auf dich. Gerne kannst du mich auch per E-Mail erreichen.

E-Mail-Adresse:

hallo@petraorzech.com

Website:

www.petraorzech.com

Instagram:

@petraorzech

Podcast MENO COOL bei Spotify:

https://open.spotify.com/show/5v6PS4BQcRgfWldCCanrmd

Bibliografische Information der Deutschen Nationalbibliothek
Die Deutsche Nationalbibliothek verzeichnet diese Publikation in der Deutschen Nationalbibliografie; detaillierte bibliografische Daten sind im Internet über http://dnb.d-nb.de abrufbar.

Programmplanung: Uta Spieldiener
Projektmanagement: Manuela Hunfeld
Redaktion: Dr. Katrin Korch, Baden-Baden
Bildredaktion: Marie Crämer
Umschlaggestaltung: © Thieme
Innen-Layout: CYCLUS · Visuelle Kommunikation, Stuttgart

Bildnachweis
Covermotiv und Bild S. 3: © S. Schneider/Thieme
Autorinnenfotos S. 8, 25, 121, 175 und hintere Klappenseite außen: © S. Schneider/Thieme
Rezeptfotos S. 129, 143, 149, 156, 161, 173: © M. Bergmann/Thieme; Rezeptfotos von stock.adobe.com: S. 125 © azurita/stock.adobe.com; 126: © dolphy_tv/stock.adobe.com; 127: © Pixel-Shot/stock.adobe.com; 134: © happyimages/stock.adobe.com; 138: © Neosmart/stock.adobe.com; 139: © Viktor Kochetkov/stock.adobe.com; 141: © K/stock.adobe.com; 154: © nadianb/stock.adobe.com; 162: © 9dreamstudio/stock.adobe.com; 170: © mizina/stock.adobe.com; 174: © uliia_n/stock.adobe.com
Zeichnungen: Daniela Sonntag

1. Auflage 2026

TRIAS Verlag in Georg Thieme Verlag KG
Oswald-Hesse-Straße 50, 70469 Stuttgart

Satz: CYCLUS · Media Produktion, Stuttgart
Druck: AZ Druck und Datentechnik GmbH, Kempten

Gedruckt auf chlorfrei gebleichtem Papier
Printed in Germany

ISBN 978-3-432-12164-2
eISBN (ePub) 978-3-432-12165-9

1 2 3 4 5 6

MIX
Papier | Fördert gute Waldnutzung
FSC® C008457
FSC www.fsc.org

Unsere Umwelt ist uns wichtig!
Papier aus nachhaltigen und kontrollierten Quellen
Druck in Deutschland mit kurzen Lieferwegen
Druckereien mit hohen Ansprüchen an Ökologie

Energiegeladen & **selbstbewusst**

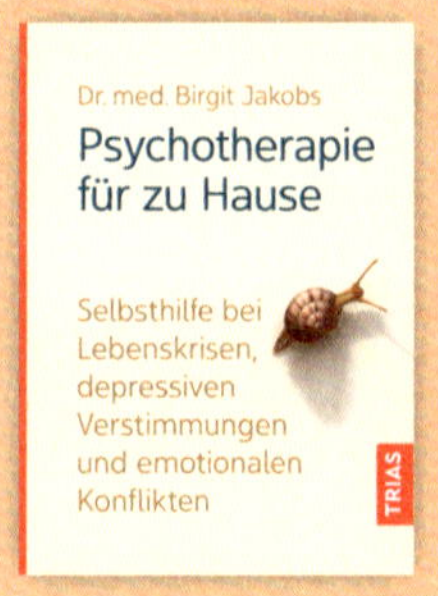

Birgit Jakobs
Psychotherapie für zu Hause

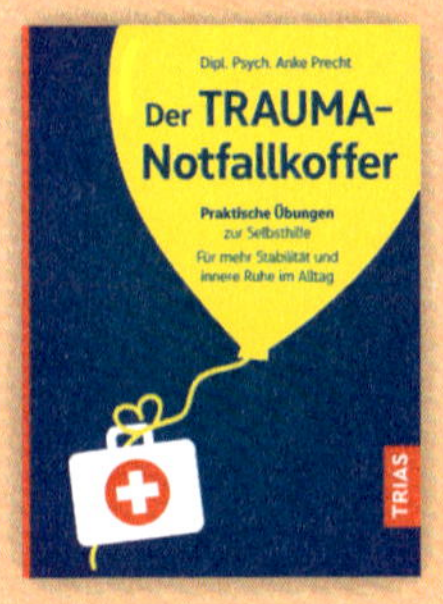

Anke Precht
Trauma-Notfallkoffer

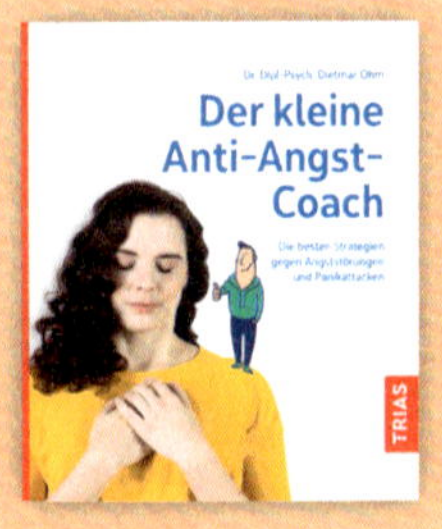

Dietmar Ohm
Der kleine Anti-Angst-Coach

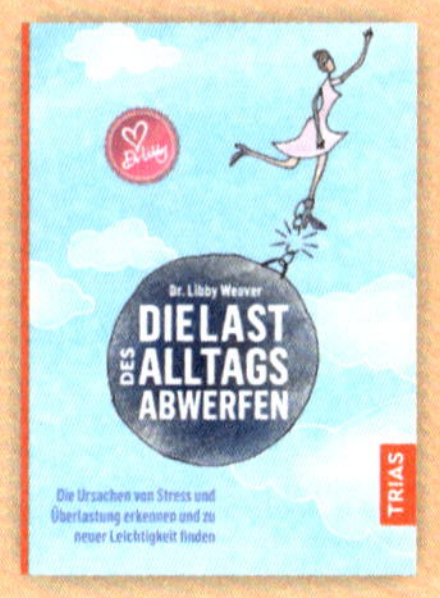

Libby Weaver
Die Last des Alltags abwerfen

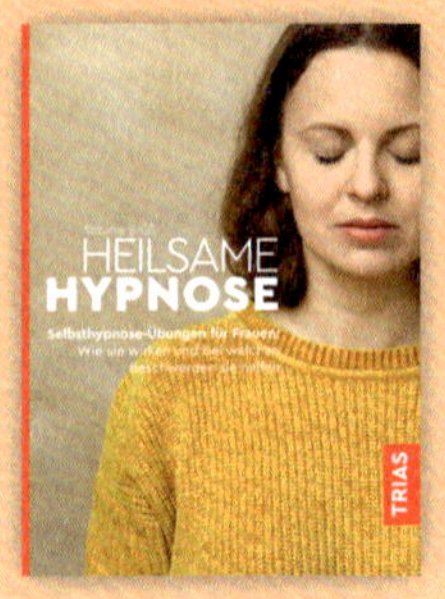

Sabine Brüß
Heilsame Hypnose

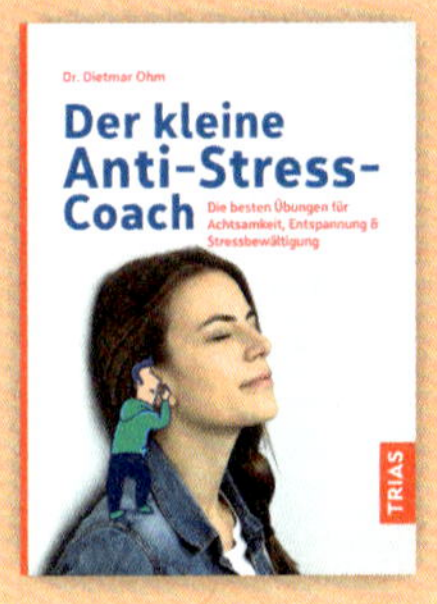

Dietmar Ohm
Der kleine Anti-Stress-Coach

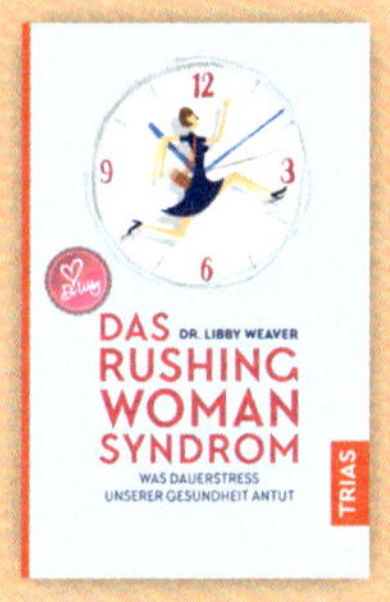

Libby Weaver
Das Rushing Woman Syndrom

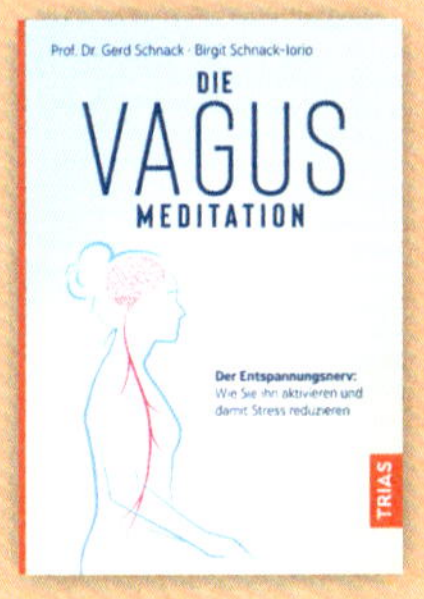

Gerd Schnack/
Birgit Schnack-Iorio
Die Vagus-Meditation

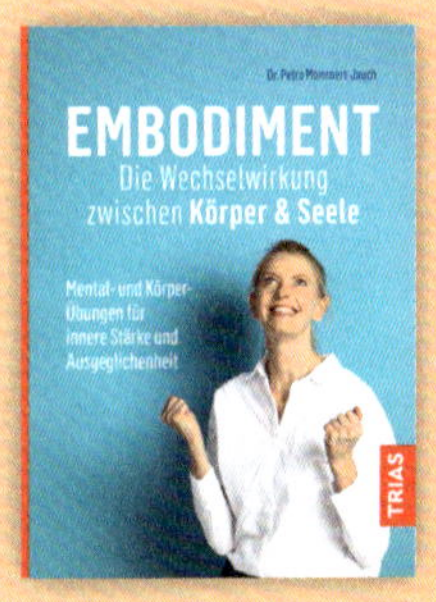

Petra Mommert-Jauch
Embodiment

TRIAS

Auch erhältlich als E-Book!

Mehr Bücher finden Sie hier:
www.trias-verlag.de